WOLFGANG UNSÖLD

DIE PERFEKTE KNIEBEUGE

WOLFGANG UNSÖLD

DIE PERFEKTE KNIEBEUGE

TECHNIK, METHODEN UND VARIANTEN

riva

Bibliografische Information der Deutschen Nationalbibliothek:
Die Deutsche Nationalbibliothek verzeichnet diese Publikation in der Deutschen Nationalbibliografie. Detaillierte bibliografische Daten sind im Internet über **http://d-nb.de** abrufbar.

Wichtiger Hinweis
Sämtliche Inhalte dieses Buchs wurden – auf Basis von Quellen, die der Autor und der Verlag für vertrauenswürdig erachten – nach bestem Wissen und Gewissen recherchiert und sorgfältig geprüft. Trotzdem stellt dieses Buch keinen Ersatz für eine individuelle Fitnessberatung und medizinische Beratung dar. Wenn Sie medizinischen Rat einholen wollen, konsultieren Sie bitte einen qualifizierten Arzt. Der Verlag und der Autor haften für keine nachteiligen Auswirkungen, die in einem direkten oder indirekten Zusammenhang mit den Informationen stehen, die in diesem Buch enthalten sind.

Für Fragen und Anregungen:
info@rivaverlag.de

1. Auflage 2017

Nymphenburger Straße 86
D-80636 München
Tel.: 089 651285-0
Fax: 089 652096

Redaktion: Philip Schmieder
Lektorat: Matthias Michel
Umschlaggestaltung: Marc-Torben Fischer
Umschlagabbildung: Benjamin Knoblauch
Innenabbildungen: Wolfgang Unsöld, außer S. 189: Benjamin Knoblauch
Satz: inpunkt[w]o, Haiger (www.inpunktwo.de)
Druck: Firmengruppe APPL, aprinta Druck, Wemding
Printed in Germany

ISBN Print 978-3-7423-0274-8
ISBN E-Book (PDF) 978-3-95971-739-7
ISBN E-Book (EPUB, Mobi) 978-3-95971-738-0

Weitere Informationen zum Verlag finden Sie unter
www.rivaverlag.de
Beachten Sie auch unsere weiteren Verlage unter www.m-vg.de

INHALT

Kniebeugen sind wie vieles …

»Simple, but not easy.«

Dean Lister, dreimaliger ADCC World Champion

VORWORT VON PETER SOBOTTA

Mein Name ist Peter Sobotta, und ich bin professioneller Mixed-Martial-Arts-Kämpfer. Ich bin ein Pionier dieses Sports in Deutschland, wurde 2017 zum pound for pound besten MMA-Kämpfer Deutschlands gewählt und trete in der weltweit wichtigsten MMA-Organisation an, der Ultimate Fighting Championship (UFC). MMA ist der weltweit am schnellsten wachsende Sport und die UFC – die Champions League des MMA – die weltweit am schnellsten wachsende Sportorganisation der letzten 20 Jahre. Im Jahr 2016 wurde die UFC für 4,2 Milliarden Dollar verkauft. Diese hohe Summe ist ein Statement für die Entwicklung, die der Sport MMA in den letzten Jahrzehnten genommen hat.

2009 hatte ich meinen ersten Anlauf in der UFC, konnte mich jedoch nicht halten. Nach drei Punktniederlagen in Folge wurde 2012 mein Vertrag aufgelöst. Daraus habe ich viel gelernt – und mich wieder zurückgekämpft. Nach fünf Kämpfen kreuz und quer in Europa, von denen ich alle fünf vorzeitig mit meiner Lieblingstechnik – dem Rear Naked Choke – und damit einem Sieg beendet habe, wurde ich 2014 erneut von der UFC verpflichtet, die nach drei Siegen in vier Kämpfen bis heute mein sportliches Zuhause ist.

Kämpfen war schon immer ein großer Bestandteil meines Lebens. Mein Opa war Boxer, und so begann mein Training schon im Kindesalter in meinem damaligen Zuhause in Sosnica, Polen. Im Jahr 1990 sind wir nach Deutschland ausgewandert und hier ging mein Kampfsporttraining mit Judo, dann Tae Kwon-Do und Kickboxen weiter, bis ich schließlich mit 16 Jahren bei MMA und Brazilian Jiu Jitsu gelandet bin. 2004 hatte ich meinen ersten Kampf. Nach acht Siegen in neun Kämpfen folgte neben meinem ersten UFC-Vertrag 2009 ein Jahr später die Eröffnung meines eigenen MMA-Gyms »Planet Eater« in Balingen. Das Planet Eater-MMA-Team hat mittlerweile auf fünf Kontinenten Kämpfe bestritten und wurde in den letzten Jahren mehrmals zum erfolgreichsten MMA-Team Deutschlands gewählt, worauf ich als Cheftrainer und Inhaber natürlich sehr stolz bin. Neben Hobbysportlern trainieren bei uns auch regelmäßig über ein halbes Dutzend UFC-Kämpfer aus ganz Deutschland und darüber hinaus.

Neben meiner Entwicklung als Trainer und Kämpfer folgte 2014 ein wichtiger Schritt in meiner Entwicklung als Athlet. Bis dahin war ich der Meinung, dass Krafttraining nicht wichtig für das Kämpfen sei. Technik besiegt Kraft, war mein Motto. Mir war bewusst, dass mir die meisten meiner Gegner körperlich überlegen waren. Ich gewann meine Kämpfe einfach durch Technik und Timing. Das funktioniert jedoch nur bis zu einem gewissen Punkt. Im Jahr 2014 verletzte ich mich am Knie und musste operiert werden. Durch diese Verletzung und die lange Reha-Phase hatte ich viel Zeit zum Nachdenken. Ich kam zu dem Schluss, Änderungen in meinem Training vorzunehmen, um mich weiterzuentwickeln. Kraft war definitiv etwas, das ich verbessern wollte, und ich kannte Wolfgang durch einen Kollegen meines Schwagers. Also beschloss ich, Wolfgang einmal zu besuchen. Rückblickend war das eine meiner besten Entscheidungen. Das Training mit Wolfgang hat meine Karriere äußerst positiv beeinflusst, und ich bin ihm sehr dankbar dafür. Wolfgang brachte mich in nur zweieinhalb Jahren auf ein körperlich sehr gutes Level. Früher war ich fast immer schwächer als meine Gegner, heute bin ich den meisten Kämpfern der UFC in meiner Gewichtsklasse körperlich überlegen. Alles, was vorher schon gut funktioniert hat, funktioniert mit Kraft noch viel besser. Alles hat sich verbessert! Ich bin körperlich robuster und weniger anfällig für Verletzungen. Meine Schläge sind härter, meine Würfe sind dynamischer, und im Bodenkampf habe ich eine noch bessere Kontrolle. Nach wie vor bin ich der Meinung, dass Technik wichtiger ist als Kraft, doch Kraft ist die Basis, um Technik optimal umsetzen zu können. Ich konnte es an meinem eigenen Leib spüren – besser gesagt: Meine Gegner konnten es spüren.

Auch Wolfgangs ganzheitlicher Ansatz, neben dem Training auch Schlaf, Ernährung und Supplements miteinzubeziehen, hatte einen großen Effekt. Gerade in den Camps in Vorbereitung auf einen Kampf ist es ein großer Bonus, wenn ich trotz des hohen Trainingsvolumens und der Anspannung wie ein Baby durchschlafe und morgens topfit bin. Neben diesem Ansatz ist auch eine flexible Basis wichtig, das heißt, in Wolfgangs Philosophie ist es nicht entscheidend, dass ich das ganze Jahr einem strengen Ernährungsplan folge. In den Wochen nach einem Kampf gibt es auch mal Burger und Pizza als Teil des Ernährungsplans. Doch je näher ein Kampf rückt, desto fokussierter werden neben dem Training auch der Alltag, die Ernährung und der Schlaf angegangen. Ein weiterer Vorteil, den ich gegenüber vielen Gegnern habe.

Im Krafttraining haben mich die Kniebeuge und ihre Varianten von Anfang an begleitet. Nach dem Riss des Außenbands im Knie war in den ersten Phasen das Ziel, die volle Beugung des Knies wiederherzustellen. Danach folgte eine Optimierung der Technik bis hin zur vollen Langhantel-Kniebeuge mit flachen Fersen. Mittlerweile mache ich Kniebeugen mit 150 kg. Wir haben von Trainingsprogramm zu Trainingsprogramm die Variante und die Methode, basierend auf einer Analyse meiner Defizite und dem Punkt in der Progression, gewechselt. Der Ansatz war für mich sehr interessant, denn beim Training im MMA verwende ich das gleiche Konzept: Ich lege monatlich eine Technik oder eine Position fest, in der wir dann den ganzen Monat arbeiten, um darin noch besser zu werden. Dann wechseln wir im nächsten Monat zu einer anderen Technik, um darauf aufzubauen. Die Wahl der Technik basiert auf dem gleichen Prinzip wie Wolfgangs Programm-Design: Eine Kette ist nur so stark wie ihr schwächstes Glied. Im MMA finden alle Stile und Richtungen des Kampfsports Anwendung. Ob Ringen am Käfig, Jabs aus dem Boxen, Bodenkampf wie im Brazilian Jiu Jitsu, Würfe aus dem Judo oder Kicks aus Karate und Kickboxen – alles hat seinen Platz. Und jeder Kämpfer hat seine Stärken und seine Schwächen. Entscheidend ist, zu identifizieren, wo diese liegen, und dann das Training darauf auszurichten, die Schwächen zu minimieren und die Stärken weiter auszubauen. Ist ein Kämpfer sehr gut im Stand und schwach am Boden, dann ist entscheidend, dass er den Bodenkampf trainiert, um zu vermeiden, dass seine zukünftigen Gegner die Kämpfe schnell auf den Boden verlagern und so leichteres Spiel haben, den Sieg zu holen. Das ist ein einfaches Prinzip, das nicht nur die erfolgreichsten MMA-Kämpfer nutzen, sondern eben auch eine der Parallelen zwischen MMA und Krafttraining darstellt.

Jeder Athlet und Trainierende hat Schwachpunkte und Defizite – diese zu identifizieren ist entscheidend für Erfolg im Training. Und Erfolg im Training ist die Basis für Erfolg im Wettkampf. Dieser so selbstverständlich klingende, aber oft nicht beherzigte Aspekt in Wolfgangs Philosophie über Krafttraining hat für mich früh und unmittelbar Sinn gemacht. So haben wir unter anderem in den ersten Phasen des Trainings sehr viele Curls gemacht, und zwar nicht mit dem Ziel, dass ich dicke Oberarme bekomme, sondern, dass die Muskeln, die den Ellbogen beugen, stärker werden. Basierend auf Wolfgangs Assessment, waren die Ellbogenbeuger eine meiner Defizite im Oberkörper. Nachdem wir drei Monate verschiedene Curl-Varianten im Krafttraining gemacht haben und die Ellbogenbeuger deutlich stärker wurden, fiel mir im Bodenkampf auf, dass ich auf einmal Griffe aus Positionen ansetzen konnte, die mir zuvor nicht möglich war. Diese Aha-Momente haben sich in den letzten zweieinhalb Jahren Krafttraining fortgesetzt.

Durch die Kombination von MMA und Krafttraining hat auch Wolfgang viel gelernt. So ist zum einen das Trainingsvolumen im MMA so hoch wie in kaum einer anderen Sportart; in Vorbereitung auf einen Kampf sind es bis zu 20 Stunden Training pro Woche. Zum anderen muss man für das Sparring frisch sein. Viermal pro Woche eine Stunde Krafttraining zu machen oder morgens mit 10 Sätzen Kniebeugen zu starten und abends 5 Runden Sparring hinterherzuschieben funktioniert in diesen Phasen nicht. Weiche Beine und Muskelkater verringern den Effekt des MMA-Trainings. Wir haben direkt Anpassungen in meinem Krafttrainingsprogramm vorgenommen und auch die Frequenz der Einheiten an die aktuelle Phase im Jahr angepasst. Mit der Zeit hat sich mein Körper daran gewöhnt, und ich habe das Krafttraining sehr gut in meine Trainingsroutine integriert. Die Fortschritte kamen schnell, und ich habe mich seitdem kontinuierlich gesteigert. Nichtsdestotrotz – MMA-Training ist das, was zählt. Etwas, das auch Wolfgang immer wieder betont hat: MMA ist das, worum es geht. Krafttraining ist für einen Teil der Basis zuständig.

Krafttraining ist nun fester Bestandteil meines Trainings, und ich empfehle jedem Kämpfer, der bei mir trainiert und mit mir arbeitet, Krafttraining als Basis in sein Training mit aufzunehmen. Krafttraining hat einen noch zu geringen Stellenwert im Sport. Ich bin mir jedoch sicher, dass dieser in den nächsten Jahren deutlich größer wird. Nicht zuletzt durch Bücher wie dieses.

Peter Sobotta

EINLEITUNG

Die perfekte Kniebeuge – gibt es sie? Ziel dieses Buchs ist es nicht, die eine perfekte Kniebeuge zu beschreiben, sondern eine Vielzahl an praxisbewährten Techniken und Varianten der Kniebeuge vorzustellen – von denen jede ihre jeweiligen Vorteile sowie damit ihren optimalen Zeitpunkt in einem Trainingsprogramm hat.

Die Kniebeuge ist die populärste Ganzkörperübung im Krafttraining aller Zeiten und wird oft als »The King of all Excercises« *(König aller Übungen)* bezeichnet. Keine andere Krafttrainingsübung beansprucht und verbessert die Kraft, die muskuläre Balance und die Beweglichkeit so sehr wie die Kniebeuge. Allerdings erfüllt keine einzelne Übung alle Trainingsziele und Bedürfnisse – auch die Kniebeuge nicht.

Im Your Personal Strength Institute (YPSI) verwenden wir über 100 Varianten der Kniebeuge – abhängig von Status und Ziel des Kunden – als festen Bestandteil unserer Trainingsprogramme, um optimale und maximale Fortschritte von Kraft, Hypertrophie und Körperfettreduktion zu erreichen.

Basierend auf unseren jahrelangen Praxiserfahrungen mit Kunden und Athleten, bietet dieses Buch einen detaillierten Überblick in Wort und Bild über die wichtigsten Varianten der Kniebeuge und erläutert, wie und wann diese für optimale Ergebnisse zum Einsatz kommen müssen.

Das Buch präsentiert verschiedene Perspektiven auf unterschiedliche Techniken, Varianten und Trainingsmethoden der Kniebeuge und stellt deren Nutzen und Anwendungsmöglichkeiten vor. Und es räumt mit diversen Mythen auf, die den meisten Trainierenden dabei im Weg stehen, wenn es darum geht, das Optimum aus den Kniebeugen herauszuholen.

KAPITEL 1

DIE GESCHICHTE DER KNIEBEUGE

Technisch gesehen ist die Kniebeuge nach dem Liegestütz die zweite Übung, die jeder in seinem Leben macht. Wir alle haben Kniebeugen in unserer frühen Kindheit gemacht. Unter anderem als wir zum ersten Mal aufgestanden sind. Als Kind weiß man nicht, dass die Bewegung überhaupt einen Namen hat, aber man weiß, dass man komfortabel in einer Hock-Position verweilen kann.

Die meisten hören auf zu kniebeugen, wenn sie älter werden. Insbesondere an dem Tag, an dem wir den Stuhl entdecken und dann die Schule beginnt, reduziert sich die Zeit, die wir in der Kniebeuge verbringen, deutlich. In einigen Kulturen bleibt sie jedoch die Standard-Ruheposition, und die Menschen hocken sich für gewöhnlich hin, wenn sie an Straßenecken und Bahnsteigen warten. Andere nehmen die Kniebeuge todernst und laden immense Lasten auf ihren Rücken. Sie machen Kniebeugen, um Rekorde zu brechen oder enorm starke Beine zu entwickeln, höher zu springen und schneller zu sprinten. Im besten Fall ist die Bewegung identisch mit der, die du gemacht hast, als du ein Kind warst. Einfach hinhocken. Und wieder aufstehen.

Als Übung hat die Kniebeuge ihre eigene Geschichte. Ihre Wurzeln reichen zurück bis in die Tage, als das Krafttraining die Domäne von professionellen Strongmen war, die zur Unterhaltung eines staunenden Publikums unglaubliche Kraft-Leistungen darboten.

Abgesehen von einzelnen Berichten aus dem 16. und 17. Jahrhundert über Strongmen, die eine der modernen Kniebeuge ähnliche Übung ausführten, sind Überlieferungen dazu bis zum frühen 20. Jahrhundert Mangelware. Zu dieser Zeit wurde die Übung, die wir heute als Kniebeuge *(Back Squat)* kennen, »Tiefe Knie-Beugung« *(deep knee bend)* genannt. Diese wurde auf den Zehen ausgeführt, während sich die Fersen berührten. Die Trainierenden verwendeten leichte Gewichte und machten eine hohe Anzahl an Wiederholungen auf ihren Zehen. Zu dieser Zeit beugte niemand gewaltige Gewichte mit dieser Methode. Es gab keine Möglichkeit, sich viel Gewicht auf den Rücken zu wuchten, da Squat Racks noch nicht erfunden waren.

Die »Tiefe Knie-Beugung« wurde in dem 1915 von der Milo Bar Bell Company veröffentlichten Buch *First course in Body-Building and Muscle-Developing Exercises* wie folgt beschrieben:

> *»Still standing with the heels together, toes turned outward, bend the legs at the knees, and sink down into position ... Rise up again and repeat several times. When you lower the body, the heels rise from the ground. Point the knees as far out to the sides as you can, as this helps to develop the muscles on the outside of the thighs. Moreover, the more you point the knees to the side, the easier it is to keep the body upright. At first you will not be able to go all the way down, but as the muscles become stronger and more elastic you will be able to almost sit on the heels ... repeat 20 times. Every third day times more, till 40 times; then increase weight of the bell 5 pounds.«*

Auf Deutsch:

> *»Stehe ruhig und mit den Fersen zusammen, die Zehenspitzen nach außen gedreht. Beuge die Beine an den Knien und senke dich nach unten in die Position ... Erhebe dich und wiederhole dies einige Male. Wenn du den Körper absenkst, heben sich die Fersen vom Boden ab. Lass die Knie so weit nach außen wie möglich zeigen, da dies dazu beiträgt, die Muskeln an den Außenseiten der Oberschenkel zu entwickeln. Zudem ist es leichter, den Körper aufrecht zu lassen, je weiter die Knie zur Seite zeigen. Zu Beginn wirst du nicht in der Lage sein, ganz nach unten zu kommen, aber wenn die Muskeln stärker und elastischer werden, wirst du fast auf den Fersen sitzen können ... wiederhole dies 20-mal. Jeden dritten Tag ein paarmal öfter, bis zu 40-mal; erhöhe dann das Gewicht der Hantel um 5 Pfund.«*

In den frühen 1900er-Jahren hatten viele in Europa damit begonnen, die Kniebeuge, wie wir sie heute kennen, als Wettkampfübung auszuführen. Der erste bekannte Einsatz von Kniebeugen bei einem Gewichtheber-Wettkampf fand im Jahr 1919 in Deutschland statt, als Carl Moerke seinen Kontrahenten Hermann Goerner im Kraftwettkampf besiegte, indem er 240 kg / 529 lbs beugte.

Wenig später, im Jahr 1921, emigrierte der deutsche Strongman Heinrich Steinborn in die Vereinigten Staaten. Steinborn, der seinen Vornamen in Henry anglisierte, aber meist mit seinem Spitznamen Milo gerufen wurde, war der erste Kraftsportler, der die Kniebeuge populär gemacht hat.

Schon kurze Zeit nach seiner Ankunft wurde über ihn in dem damals populären Magazin *Strength* berichtet. Alan Calvert, der Gründer der Milo Bar Bell Company, prahlte mit seiner enormen Kraft und seiner gewaltigen Physis, die er durch das Krafttraining erreicht habe. In dem Artikel entsinnt sich Calvert an eine neue Übung, die von Steinborn ausgeführt und »Squat« *(Kniebeuge)* genannt wurde. Zu dieser Zeit wurde die Bezeichnung aufgrund ihrer Obskurität immer in Anführungszeichen gesetzt. Dies ist eine der ersten bekannten Verwendungen des Wortes »Squat« als eine Übung des Krafttrainings.

Bis zu diesem Zeitpunkt musste man, wenn man die Kniebeuge mit Zusatzgewicht ausführen wollte, nach heutigen Maßstäben ziemlich ungewöhnliche Methoden anwenden, um die Hantelstange auf seinen Rücken zu bekommen, da das moderne Squat Rack noch nicht erfunden worden war. Die meisten bevorzugten die Methode, die Langhantel umzusetzen: Nachdem die Langhantel wie beim Gewichtheben vom Boden angehoben wurde, lag die Hantelstange zunächst vorne auf den Schultern und anschließend wurde eine kleine Überkopf-Drückbewegung ausgeführt, um sie hinter dem Kopf auf dem oberen Teil des Trapezius abzulegen. Diese Methode limitierte natürlich die Höhe des Gewichts, das gehoben werden konnte.

Steinborn war zu dieser Zeit weit bekannt für seine revolutionäre Methode, die beladene Langhantel zu schultern. Vielen Beobachtern erschien sie merkwürdig, sie war jedoch äußerst effektiv. Um die beladene Langhantel auf seinem oberen Rücken zu platzieren, kippte er sie zunächst hochkant auf eine Seite. Dann beugte er sich zur Seite und ließ die Stange langsam über seinen Rücken auf seinen Schultern ab. Wenn sich die Stange auf seine Schultern absenkte, ließ er sich in die unterste Position der Kniebeuge ab. Dann stand er aus dieser Position mit der beladenen Stange auf seinem Rücken auf. Er bewies nicht nur, dass die Ausführung schwerer Kniebeugen effektiv war, er zeigte auch, dass es möglich war, schwere Kniebeugen sicher auszuführen. Milo beugte regelmäßig über 227 kg / 500 lbs ohne ein Squat Rack.

Ab den späten 1920er-Jahren schritt die Verwendung der Kniebeuge als fester Bestandteil in Gewichtstrainingsprogrammen allmählich voran. Um diese Zeit herum tauchten in Trainingshallen auf der ganzen Welt Squat Racks auf, die es den Trainerenden erlaubten, noch mehr Gewicht auf ihren Rücken zu laden.

Gewichtheber und Bodybuilder begannen die Kniebeuge aufzugreifen und sie zu einem wichtigen Teil ihrer Trainingsprogramme zu machen. Ab diesem Zeitpunkt war die Kniebeuge im Krafttraining angekommen und nicht mehr wegzudenken.

Schon bald kam es überall unter Trainerenden in Mode, Kniebeugen auszuführen. Peary Rader vom Magazin *Ironman* schrieb in den 1950er-Jahren über die Vorteile der 20 Wiederholungen von Atemkniebeugen. Das war ein weiterer Meilenstein in der Geschichte der Kniebeuge.

Viele Trainierende begannen damals, große Gewichte bei der Kniebeuge zu verwenden:

- Der kanadische Strongman Doug Hepburn beugte 254 kg / 560 lbs.
- Paul Anderson beugte im Jahr 1953 345 kg / 760 lbs.
- Mr. Universe Reg Park beugte über 272 kg / 600 lbs.
- Mr. America und Mr. Universe John Grimek beugte über 315 kg / 695 lbs.

In den frühen 1970er-Jahren empfahl und verwendete zudem Bill Starr, einer der ersten Strength Coaches, einem Football-Team Kniebeugen für die athletische Entwicklung.

In den 1960er-Jahren, nachdem ein Sportwissenschaftler namens Klein eine Studie über die Effekte der tiefen Kniebeuge durchgeführt und publiziert hatte, begannen Trainierende, vor der Kniebeuge zurückzuschrecken. Klein behauptete, dass tiefe Kniebeugen die Wahrscheinlichkeit einer Knieverletzung erhöhten. Seine Arbeit war zu dieser Zeit so überzeugend, dass die American Medical Association vor tiefen Kniebeugen aufgrund ihres Potenzials für ernsthafte Verletzungen warnte. Dies führte zu der Vorstellung, dass tiefe Kniebeugen unsicher seien. Eine Ansicht, die erst in den letzten paar Jahrzehnten ernsthaft angezweifelt wurde – und die über die Jahre viele Male widerlegt wurde.

Die 1980er-Jahre sahen in der Gewichtheber-Welt neue Standards beim Kniebeugen. Maßgeblich dafür verantwortlich war das von Ivan Abadjiew trainierte bulgarische Nationalteam mit Leistungen wie einer 380-kg-Kniebeuge von Stefan Botew bei 95 kg Körpergewicht und einer 420-kg-Frontkniebeuge vom Superschwergewichtler und Weltrekordhalter im Reißen Antonio Krastew.

Zur selben Zeit wurde die Kniebeuge ein fester Bestandteil in den Krafträumen der amerikanischen Universitäten, in erster Linie beim Training für American Football, wo Pioniere wie Boyd Epley und Bill Starr Krafttraining und besonders die Kniebeuge etablierten, um die athletische Leistung, Geschwindigkeit und Beschleunigung zu verbessern sowie das Risiko für Verletzungen zu senken.

Im Profisport war der erste Strength Coach, der den Nutzen der Kniebeuge für athletische Leistung anwandte, Al Vermeil, der sowohl im Football mit den San Francisco 49ers in den 1980er- als auch im Basketball mit den Chicago Bulls während ihrer Hochphase in den 1990er-Jahren Meisterschaften gewann.

Ebenfalls in den 1990er-Jahren startete die Sportart Powerlifting durch und brachte Kniebeugen auf das nächste Level; insbesondere durch Louie Simmons von Westside Barbell in Columbus, Ohio, indem neue Methoden und Tools wie das Verwenden von Bändern und Ketten für Kniebeugen popularisiert wurden. Außerdem entwickelte er neue Maschinen für Assistenz-Übungen, wie die Reverse Hyper, eine Backextension-Maschine, in der der Oberkörper fixiert ist und der Unterkörper bewegt wird – also das Gegenteil von allen anderen für gewöhnlich verwendeten Backextension-Maschinen.

Seit damals hat sich die Beliebtheit der Kniebeuge über die ganze Welt verbreitet, zuletzt auch durch den Boom von Crossfit, bei dem die Kniebeuge und ihre Varianten ein fester Bestandteil sowohl für den Aufbau von funktioneller Hypertrophie und Kraft als auch für die Verbesserung der muskulären Balance sind.

Die Kniebeuge hat einen langen Weg hinter sich.
Sie ist gekommen, um zu bleiben.
Und noch populärer zu werden.

KAPITEL 2

DIE PIONIERE DER KNIEBEUGE

DER FRÜHE STRONGMAN: EUGENE SANDOW

Heute ist Eugene Sandow vor allem als Namensgeber der Sandow-Trophäe bekannt, die jährlich dem Gewinner des *Mr. Olympia* Bodybuilding-Wettkampfs überreicht wird. Sein mittlerweile legendärer Körper war das Produkt von Krafttraining, bei dem er eine breite Auswahl an Übungen wie Drückübungen, Ausstoßen und Reißen nutzte.

Seine Beine entwickelte er nicht nur durch die Standardübungen seiner Zeit. In seinem Buch, dem Meilenstein *Sandow's System of Physical Culture*, gibt er eine der frühesten gedruckten Empfehlungen, Kniebeugenbewegungen für die Entwicklung des Quadrizeps zu nutzen. In einer Beschreibung, die heute noch gilt, schrieb er: »Senke den Körper durch Beugen der Knie in einer vertikalen Linie zu den Fersen, lasse den Rücken gerade und das Kinn eingezogen. Erhole dich und wiederhole die Bewegung, bis die Muskeln schmerzen.«

DER INNOVATOR: HENRY »MILO« STEINBORN

Der in Deutschland geborene Strongman und Ringer Henry Steinborn war der weltweit erste Kniebeugenspezialist zu einer Zeit, in der schwere Kniebeugen relativ unbekannt waren. Neben einem 171 kg / 375 lbs Umsetzen und Stoßen, das für Jahre unerreicht blieb, war er am besten für eine Kniebeugenvariante bekannt, die als »Steinborn Lift« populär wurde.

Steinborns eigene Kniebeugenvariante ist eine ohne Hilfe ausgeführte schwere Kniebeuge, bei der der Trainierende ein Ende der Hantelstange vom Boden hebt, darunter in die Hocke geht und die beladene Langhantelstange seitlich auf seinen Rücken lädt, ohne ein Rack zu benutzen, für einige Wiederholungen beugt und dann die Langhantel wieder über eine Seite ablädt. Steinborn bewegte auf diese Weise über 227 kg / 500 lbs für Wiederholungen, eine Zahl, die undenkbar für viele heutzutage Trainerende ist.

DER FREAK: PAUL ANDERSON

Paul Anderson war einer der stärksten Männer der Welt, und er ist es sogar nach heutigen Maßstäben noch. Zu einer Zeit, in der der olympische Rekord im Umsetzen und Stoßen 150 kg / 330 lbs betrug, hob er mühelos über 181 kg / 400 lbs, als er bei einem internationalen Wettkampf in Moskau antrat. Bei den Olympischen Spielen 1956 gewann er Gold mit 188 kg / 413,5 lbs im Umsetzen und Stoßen, während er mit einer Mittelohrinfektion und 39 Grad Fieber zu kämpfen hatte. Im Jahr 1957 hob er 2844 kg / 6270 lbs auf seinem Rücken, was das Guinness-Buch der Rekorde damals als das schwerste jemals gehobene Gewicht anerkannte.

Heutzutage ist Anderson, der ebenso zäh wie Henry Steinborn war, am besten für seine Fähigkeit im Kniebeugen bekannt. Er trainierte eisern und führte Kniebeugen mit Traktorreifen und 55-Gallonen-Fässern (1 Gallone = 3,8 Liter) aus einem Loch im Boden heraus aus. Er trainierte auch viel in Teil-Bewegungsbereichen und von einer Startposition in der Hocke – der untersten Position – heraus, eine Variante der Kniebeuge, die heute als Pin Squat oder »Anderson Squat« bekannt ist. Sein umfassender Ansatz resultierte in unglaublichen Leistungen in der Kniebeuge, inklusive einer offiziellen Kniebeuge mit 422 kg / 930 lbs im Jahr 1965 und 545 kg / 1200 lbs als persönliche Bestleistung im Training.

Andersons Errungenschaften machten ihn zu einer der frühen Berühmtheiten, und sein Name war ein Synonym für Kraft. Zudem tat er vielleicht mehr als jeder andere, um die Langhantel-Kniebeuge als eigenständige Übung populär zu machen.

DER BODYBUILDER: TOM PLATZ

Tom Platz, Spitzname »The Quadfather« und »Quadzilla«, war der Vorreiter einer Generation von Bodybuildern, die neu definierten, was durch den Einsatz der Kniebeuge für die Beinentwicklung möglich war. Mit dem Boom des Bodybuildings in den 1970er-Jahren konnte man nun Racks und Langhanteln per Versand bestellen und in Magazinen darüber lesen, wie man Kniebeugen einsetzt, um seine Kraft zu steigern und seinen Körperbau zu verbessern. Während dieser Zeit war Vince Gironda, einer der einflussreichsten Bodybuilder, Trainer und Gym-Eigentümer, bekannt dafür, Kniebeugen zu meiden, da er befürchtete, sie würden die Hüften und das Gesäß zu groß werden lassen. Diese Annahme hatte Bestand, bis Tom Platz Kniebeugen im Bodybuilding auf das nächste Level brachte. Die Basis dafür war, dass ihm Kniebeugen von olympischen Gewichthebern wie dem Olympiasieger Norbert Schemansky beigebracht wurden, wie man an seiner Ausführung einer strikt vertikalen, tiefer als parallelen Auf-und-ab-Bewegung und einer Highbar Platzierung der Langhantel erkennt. Sein Trainingsstil hingegen war der eines reinen Bodybuilders. Er war bekannt dafür, Sätze mit bis zu 100 Wiederholungen auszuführen und nur zweimal im Monat mit maximalen Gewichten zu trainieren. Die Beinentwicklung, die aus seinem hochvolumigen Ansatz resultierte, hat Trainerende seither inspiriert. Seine persönliche Bestleistung in der Kniebeuge waren 238 kg / 525 lbs für 23 Wiederholungen und 345 kg / 765 lbs für eine Wiederholung. Und er nannte eines der stärksten Paar Beine aller Zeiten im Bodybuilding sein Eigen.

DER ERSTE POWERLIFTER: DR. FRED HATFIELD

Frederick C. Hatfield, Spitzname Dr. Squat, ist ein amerikanischer Weltmeister im Powerlifting und hat einen Doktortitel in Sportwissenschaften. 1987 absolvierte Fred Hatfield seine berühmte 461-kg- / 1014-lbs-Kniebeuge beim *Hawaii World Record Breaker's Meet* und war damit der erste Mensch, der jemals offiziell über 1000 lbs beugte. Hatfield hat außerdem mehr als 120 Bücher und Broschüren über Physiologie, Psychologie, Ernährung und Training für Sport verfasst. Als er entschied, dass er über 1000 lbs beugen wollte, führte er einige statistische Berechnungen durch, um zu bestimmen, wie er dieses Ziel erreichen könnte. Durch sorgfältige Planung und exakte Kalkulation ermittelte Hatfield, dass er unter anderem sein Körpergewicht auf 116 kg / 255 lbs erhöhen musste.Als Vorbereitung für diese Leistung führte er ein ausgeklügeltes Trainingsprogramm aus und hielt sich an einen durchdachten Ernährungsplan. Und seine Kalkulationen gingen genau auf: Als er die 461 kg / 1014 lbs Kniebeuge im Alter von 45 Jahren absolvierte, wog er exakt 116 kg / 255 lbs.

DER G.O.A.T.: ED COAN

Ed Coan ist in der Welt des Powerlifting als »G.O.A.T.« – kurz für »The Greatest of all Time« – bekannt und hat über 71 Weltrekorde im Powerlifting aufgestellt. Er war die leichteste Person, die die 1091-kg- / 2400-lbs-Grenze im Powerlifting Total (Gesamtgewicht aller drei Übungen: Bankdrücken, Kniebeugen, Kreuzheben) überschritt, und er setzte einen historischen Powerlifting-Rekord mit einem Gesamtgewicht von 2463 lbs, obwohl er zu dieser Zeit nicht in der schwersten Gewichtsklasse antrat. Coan ist 12-facher Weltmeister und beugte 454 kg / 1000 lbs häufiger als jeder andere Powerlifter in der Geschichte. Seine Leistung im Kreuzheben von 406 kg bei einem Körpergewicht von 99 kg wird von vielen als die beste Leistung in der Geschichte des Powerlifting angesehen. Ed Coan begann 1980 mit Powerlifting und nahm im selben Jahr an seinem ersten Wettkampf teil, mit einem persönlichen Rekord von 220 kg / 484 lbs in der Kniebeuge. 1999 beugte er zum ersten Mal 454 kg / 1000 lbs. Er investierte 19 Jahre, um seine Kniebeuge um 234 kg zu erhöhen. Ein großartiges Beispiel für die Geduld, die ein Trainierender im Krafttraining braucht, um sein eigenes Potenzial zu entfalten.

Heutzutage ist Ed Coan weltweit als eine Legende des Powerlifting bekannt und geschätzt. Er verwendet viel Zeit darauf, junge Powerlifter und Trainer zu betreuen und zu beraten.

DER POWERBUILDER: RONNIE COLEMAN

Ronnie Coleman gewann den *Mr. Olympia* Bodybuilding-Wettkampf acht Jahre in Folge – von 1998 bis 2005 – und wird als einer der größten Bodybuilder aller Zeiten angesehen. Er ist außerdem einer der massivsten und stärksten Bodybuilder, die jemals auf einer Bühne standen. Er war bekannt dafür, Masse aufzubauen, indem er enorme Gewichte bewegte, wie 363 kg / 800 lbs beim Kreuzheben für 2 Wiederholungen, 225 kg / 495 lbs beim Langhantel-Bankdrücken für 5 Wiederholungen und 91 kg / 200 lbs beim Kurzhantel-Schrägbankdrücken für 6 Wiederholungen. Sein unterhaltsamer und enthusiastischer Trainingsansatz gepaart mit sehr viel Drive und Motivation führten auch zu einer 363 kg / 800 lbs Kniebeuge – die schwerste Kniebeuge, die ein Bodybuilder auf Top-Niveau bis zu diesem Tag gemacht hat. Colemans Begeisterung für Training, schwere Gewichte und Grundübungen wie die Kniebeuge hat eine ganze Generation von Bodybuildern inspiriert.

DER GEWICHTHEBER: DMITRY KLOKOV

Dmitry Klokov ist ein ehemaliger russischer Gewichtheber, der seine Wettkämpfe in der 105-kg-Klasse bestritt. Er wurde 2005 mit einer Gesamtleistung von 419 kg Weltmeister und gewann 2008 die Silbermedaille bei den Olympischen Spielen mit einer Gesamtleistung von 423 kg. Sein Vater war der Weltmeister Vyacheslav Klokov, der ebenfalls als Schwergewicht in der Gewichtsklasse bis 110 kg antrat. Dmitry Klokov ist der bekannteste und beliebteste Gewichtheber unserer Zeit, da er 200+ Tage im Jahr damit verbringt, um die Welt zu reisen und die Methoden und das System zu lehren, das er verwendet hat, um sein Reißen, Umsetzen und Stoßen und natürlich die Kniebeuge zu verbessern. Er hatte einen großen Einfluss auf die Crossfit Community, wo seine Seminare die Technik und Ausführung der Gewichtheber-Übungen und der Kniebeuge vermitteln. Klokov ist dafür bekannt, sehr hohe Gewichte zu verwenden, und hat schon 315 kg in der Kniebeuge im Training verwendet. Er machte ebenfalls Varianten der Gewichtheber-Übungen und der Kniebeuge mit langsamem Tempo und Pausen populär, wie den Klokov Squat, der in Kapitel 9 vorgestellt wird.

KAPITEL 3

DIE FUNKTIONELLE ANATOMIE UND AUSFÜHRUNG

Die Kniebeuge ist eine Übung, deren exzentrischer Anteil die vollständige Beugung des Kniegelenks und eine nahezu maximale Flexion des Hüft- und des Sprunggelenks umfasst. Während des konzentrischen Anteils der Kniebeuge findet primär eine simultane Extension des Knie- und Hüftgelenks mit minimaler Beteiligung der Knöchelstreckung statt.

Ein wichtiger Faktor zur optimalen Ausführung jeder Variante der Kniebeuge besteht darin, alle drei arbeitenden Gelenke – die Hüfte, das Knie und das Sprunggelenk – über ihren größtmöglichen übungsspezifischen Bewegungsbereich zu führen. Die tiefste Position ist dort, wo die Oberschenkelrückseite die Waden komplett bedeckt. Dies sorgt dafür, dass der volle Bewegungsradius im Kniegelenk erhalten bleibt, verbessert die Kniestabilität, mobilisiert das Weichgewebe und aktiviert die involvierte Muskulatur vollständig. Während des Absenkens werden die Knie so weit über die Zehenspitzen geschoben, bis ein vollständiger Kontakt zwischen Oberschenkelrückseiten und Waden besteht. Dieser vollständige Bewegungsbereich versorgt den Knorpel mit Nährstoffen und das Gelenk mit Gelenkflüssigkeit, rekrutiert die beteiligte Muskulatur und verbessert Flexibilität und Mobilität.

Nur parallel oder höher zu kniebeugen verursacht eine Veränderung in der Rekrutierung, die eine ungleiche Verteilung von Muskel- und Gelenkkräften schafft.

Die Position mit der höchsten Instabilität des Knies ist 90 Grad. Dies ist der Grund dafür, weshalb Sportärzte und Physiotherapeuten die Kniestabilität unter Anwendung des Drawer-Tests bei 90-Grad-Kniebeugung beurteilen und nicht in der tiefen Kniebeugenposition, welche tatsächlich der stabilste Teil im Bereich der Kniebeugung und -streckung ist. Ungeachtet der allgemeinen Meinung in Fitnessstudios ist es gefährlicher und führt auf langer Sicht zu einer Destabilisierung der Knie, einer verringerten Entwicklung des Vastus medialis, einem im Verhältnis überentwickelten Vastus lateralis, einem inadäquat rekrutierten Beinbizeps und Gluteus und zu suboptimaler Gelenkführung, wenn jemand Kniebeugen konstant nur über einen Teil des Bewegungsbereichs ausführt.

Gelenke sind dazu gemacht, um be- und entlastet zu werden, und für die optimale lumbo-pelvische Mechanik muss das Iliosakralgelenk (ISG) in einem Bewegungsablauf vor- und zurückkippen. Ein Mangel an Mobilität im ISG steht mit Schmerzen im unteren Rücken in Verbindung. Die volle Kniebeuge gestattet es dem ISG, sich zu bewegen, hält es mobil und gesund und aktiviert zudem die tiefen Hüftstabilisatoren wie den Piriformis, die Gemelli, die Obturatoren und den Quadratus femoris. All dies ist genau das, was passiert, wenn die Oberschenkelrückseite Kontakt mit den Waden in der tiefsten Position herstellt. Dies sorgt für Langlebigkeit in den Gelenken – unabhängig davon, was immer noch für gewöhnlich in Fitnessstudios auf der ganzen Welt geglaubt und vermittelt wird.

Es gibt einigen wissenschaftlichen Rückhalt für die Überlegenheit der vollen Kniebeuge über die Teilbereich-Kniebeuge. Zum Beispiel zeigte eine Studie aus Schweden, dass der beste Indikator für Knieverletzungen die Mobilität des Sprunggelenks ist. Eine weitere Studie aus der Schweiz konnte bei jugendlichen Fußballspielern nachweisen, dass diejenigen Sportler, die eine Überkopfkniebeuge, eine Variation der Kniebeuge, die primär als Test verwendet wird und bei der ein Holzstab mit einem breiten Griff vertikal über dem Kopf gehalten wird, über den vollen Bewegungsbereich ausführen konnten, die geringste Anzahl an Knieverletzungen, Leistenzerrungen und Muskelfaserrissen im Beinbizeps erlitten. Eine sportwissenschaftliche Studie aus dem Jahr 1989 kam zu dem Ergebnis, dass von allen getesteten Athleten und Nicht-Athleten Gewichtheber die beste Kniestabilität hatten. Der gemeinsame Faktor aller drei Studien lag in der Fähigkeit der Ausführung der vollen Kniebeuge.

WAS BEWEGT SICH?

Die primären Muskeln, die dynamisch an der Kniebeuge beteiligt sind:

- Hüft-Extension: Beinbizeps und Gluteus
- Knie-Extension: Quadrizeps

Der primäre Stabilisator ist der lumbale Erector spinae.

BETRACHTUNG DER ELEKTROMYOGRAFIE

Die Elektromyografie (EMG) ist eine elektrodiagnostische medizinische Technik zur Aufzeichnung und Auswertung der elektrischen Aktivität, die von den Skelettmuskeln produziert wird. Ein Elektromyograf erkennt die elektrischen Potenziale, die von Muskelzellen generiert werden, wenn diese elektrisch bzw. neurologisch aktiviert werden, und erstellt eine entsprechende Aufzeichnung, ein Elektromyogramm.

Betrachtet man die EMG-Studien für die Kniebeuge, sind die Ergebnisse im Allgemeinen wie folgt:

- Bei 10° bis 70° – Maximum Beinbizeps
- Über 90° – Maximum Quadrizeps (Vastus lateralis)
- Unter 90° – Maximum Quadrizeps (Vastus medialis)
- Unter 90° – Maximum Gluteus

Ein wichtiger Faktor, den es bei der EMG-Betrachtung zu berücksichtigen gilt, ist, dass die Rekrutierung zwischen unterschiedlichen Personen basierend auf individueller Mechanik sowie Muskeln mit suboptimaler Flexibilität und Aktivierung und natürlich der verwendeten Technik variiert. Hat jemand zum Beispiel eine starke hintere Kette und schwachen Quadrizeps, wird er Mechanik, Rekrutierung und Techniken adaptieren, sodass die Muskeln der hinteren Kette mehr Arbeit verrichten als der Quadrizeps. Und umgekehrt. Das muss berücksichtigt werden, wenn man die Gültigkeit von EMG-Daten in allgemeinen und individuellen Fällen beurteilen will.

DIE KNIE ÜBER DIE ZEHENSPITZEN SCHIEBEN ODER NICHT?

Die Knie über die Zehenspitzen zu schieben ist ein völlig natürlicher Bewegungsablauf. Man kann keine Treppe auf normale Weise hoch- oder runtergehen, ohne das Knie über die Zehenspitzen zu schieben. Das Kniegelenk ist dazu gemacht, um gebeugt und gestreckt zu werden.

In einer Studie zu genau diesem Thema, auf die der Personaltrainer und Autor Philip Schmieder mich vor einiger Zeit aufmerksam machte, verglichen Forscher der Universität von Memphis, Tennessee, Kniebeugen, bei denen die Zehenspitzen über die Knie geschoben wurden, mit Kniebeugen, bei denen das Vorschieben der Knie durch ein Holzbrett limitiert war.

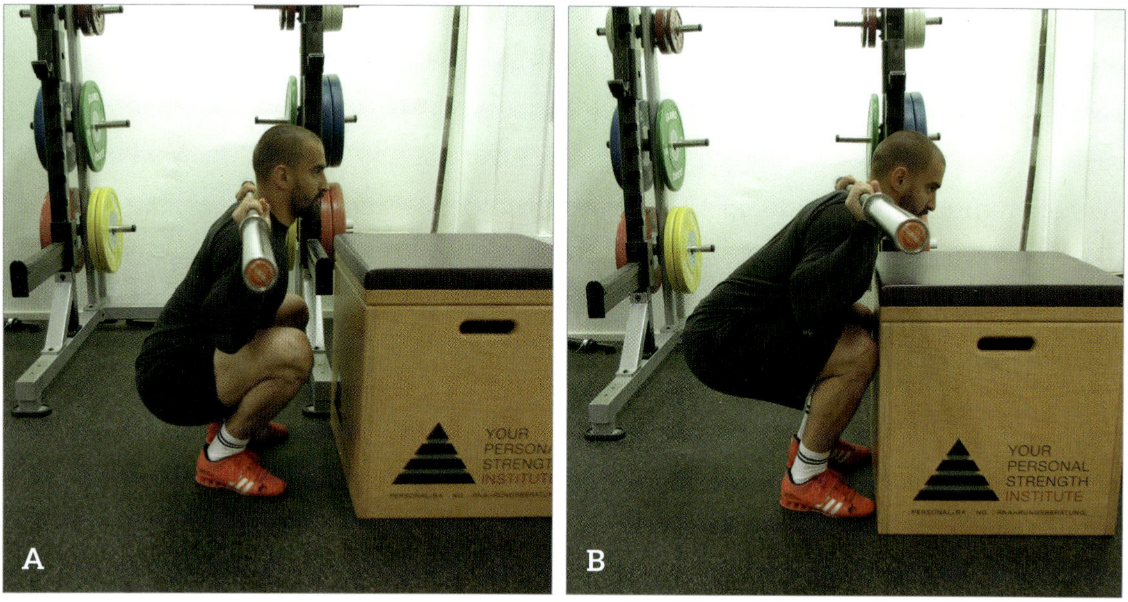

Wie man sehen kann, ist es keine tiefe Kniebeuge, da diese nicht möglich ist, wenn die Knie hinter den Zehenspitzen bleiben müssen. Doch selbst im Vergleich mit der parallelen Kniebeuge (Oberschenkel parallel zum Boden) zeigten sich enorme Unterschiede.

Dies waren die Ergebnisse der Studie:

Variable	Knie vor den Zehen	Knie hinter den Zehen
Drehmoment Knie	150.1 ± 50.8	117.3 ± 34.2*
Drehmoment Hüfte	28.2 ± 65.0**	302.7 ± 71.2*, **

Offensichtlich war das Drehmoment der Knie während der unbegrenzten Kniebeuge (A) etwas höher als bei der limitierten Kniebeuge (B). Das Drehmoment in der Hüfte allerdings war während der limitierten Kniebeuge über 1000 % höher, verglichen mit der Kniebeuge, bei der die Knie über die Zehen geschoben wurden. Was bedeutet das? Entweder die Belastung ist auf den Knien oder sie wird durch das exzessive Vorlehnen auf den unteren Rücken und die Wirbelsäule verlagert (was den Masseschwerpunkt nach vorne verlagert, um die Verschiebung des Gesäßes nach hinten auszugleichen).

Biomechanisch ist dies fundamental unvorteilhafter als die etwas höhere Belastung auf den Knien und eine ganz klar schlechtere Position für die Bandscheiben und den unteren Rücken. Bei einer optimal ausgeführten Kniebeuge wird die Belastung auf Knie und Rücken verteilt.

Wie die Studie ebenfalls gezeigt hat, bedeutet das auch: je aufrechter die Haltung während einer Kniebeuge, desto besser für den Rücken und die Hüfte.

WARUM IST ES SCHLECHT, WENN MAN AUSSCHLIESSLICH HALBE KNIEBEUGEN AUSFÜHRT?

Weil man die Knie destabilisiert, wenn man nur halbe Kniebeugen ausführt. Man trainiert nur im oberen Teil des Bewegungsbereichs. Auf diese Art verliert man – wie schon das Sprichwort »use it or lose it« *(Nutze es oder verliere es)* besagt – Mobilität, Kraft und Gelenkgesundheit in dem Bereich, der nicht trainiert wird, während die Kraft in dem trainierten Bereich zunimmt. Es wird eine Dysbalance zwischen der Kraft des Vastus lateralis und des Vastus medialis geschaffen, die einen negativen Effekt auf die Gelenkführung und primär auf die sagittale Stabilität des Knies hat.

DIE HAUPTVORTEILE VON VOLLEN KNIEBEUGEN

Volle Kniebeugen ...

... dehnen das Weichgewebe im Unterkörper, indem sie einen hohen Bewegungsbereich nutzen, und verbessern so die Mobilität in allen Hauptgelenken.

... gewährleisten die Gesundheit des Knorpels von Hüfte, Knie und Sprunggelenk, indem sie mit Kompression und Dekompression über einen vollen Bewegungsbereich den Knorpel mit Nährstoffen versorgen.

... verbessern Sprunggelenksmobilität und somit Kniestabilität und -gesundheit.

... trainieren den Vastus medialis und erhöhen dadurch die Kniestabilität sowie Sprint- und Sprungleistung.

... trainieren den Gluteus und Beinbizeps über einen großen Bewegungsbereich und generieren so muskuläre Balance in der hinteren Kette.

... verbessern und erhalten Schultermobilität durch optimale Ellbogenposition.

KAPITEL 4

EINFLUSS DER KÖRPERPOSITION AUF DIE REKRUTIERUNG

Kniebeuge ist nicht gleich Kniebeuge. Entscheidend bei der Ausführung sind die technischen Details. Ein guter Trainer gibt entsprechendes Feedback verbal von außen; ist dies nicht möglich, muss man sich als Trainierender vor der Ausführung der Kniebeuge die wichtigsten Details noch einmal selbst vor Augen führen. Nachfolgend die entscheidenden Körperpositionen und ihr Effekt auf die Rekrutierung.

KOPF

Einer der einfachsten Tipps, um bei der Kniebeuge möglichst aufrecht zu bleiben: immer geradeaus schauen. So bleibt der komplette Oberkörper aufrecht, denn der Körper folgt den Augen. Umgekehrt heißt das, nach unten schauen erhöht die Wahrscheinlichkeit, nach vorne zu fallen. Man sucht sich einen Punkt auf Augenhöhe und fixiert diesen während der gesamten Übung.

ELLBOGEN

Die Ellbogen immer unter der Langhantel (LH) halten, lautet der erste und wichtigste Tipp, den ich jedem gebe, wenn ich zum ersten Mal die Kniebeuge zeige. Zum einen erhöht dies die Rekrutierung des Quadrizeps. Mit den Ellbogen nach hinten ist man zwar stärker, da mehr hintere Kette rekrutiert wird, doch bedeutet das weniger muskuläre Balance, die immer das Ziel ist.

Zum anderen ist es einfacher, aufrecht zu bleiben, da die Position des Brustkorbs durch die Position der Ellbogen bestimmt wird. Mit den Ellbogen unter der LH bleibt der Brustkorb in einer aufrechten Position und somit auch der Oberkörper.

GRIFFBREITE

Je breiter die LH gegriffen wird, desto mehr wird die hintere Kette rekrutiert. Je enger die LH gegriffen wird, desto höher die Quadrizeps-Rekrutierung. Mit dem engeren Griff erfolgt die Initiierung der Bewegung mehr durch die Knie vs. durch die Hüfte beim weiteren Griff. Dieser Effekt entsteht primär durch die Auswirkung von Griffbreite auf Ellbogenposition, welche sich direkt auf die Oberkörperposition auswirkt.

STANDBREITE

Ein schulterbreiter Stand ist die primäre Standbreite, die ich empfehle und verwende. Sie wird auch oft als athletischer Stand bezeichnet, da dies die Standbreite ist, in der man nach einem Sprung landet. Ein Stand, der breiter als schulterbreit ist, führt zu einer höheren Rekrutierung der Adduktoren und der hinteren Kette, während ein engerer Stand mehr Quadrizeps rekrutiert. Wie zum Beispiel beim Cyclist Squat, wo die Fersen nur 10 cm voneinander entfernt sind und der in Kapitel 9 näher erläutert wird.

WIRBELSÄULE

Je aufrechter sie ist, das heißt je geringer der Abstand des Massenschwerpunkts – der Langhantel – zum Rotationspunkt, dem fünften Lendenwirbel (L5), desto geringer ist auch der Druck auf den unteren Rücken. Je größer der Anteil des Trainingsvolumens, das in aufrechter Position absolviert wird, desto geringer die Wahrscheinlichkeit einer übermäßigen Ermüdung des unteren Rückens und somit von Verschleiß und potenziellen Verletzungen.

Wenn man diese technischen Details berücksichtigt und gegebenenfalls an der eigenen Flexibilität arbeitet oder sich von einem kompetenten Weichgewebe-Spezialisten oder Chiropraktiker behandeln lässt, wird man in der Lage sein, eine technisch noch bessere Kniebeuge ausführen zu können.

KAPITEL 5

TECHNIK – POWER SQUAT VS. OLYMPISCHE KNIEBEUGE

Eine der häufigsten Diskussionen in der Welt des Trainings betrifft die Frage, welches die bessere Kniebeugentechnik ist - insbesondere ob ein Lowbar oder ein Highbar Squat besser ist.

Ähnlich wie bei der Diskussion um Kniebeugen mit erhöhten oder flachen Fersen gibt es auch hier nicht die einzige beste Kniebeuge.

Beide Techniken, der Lowbar Squat, den ich Power Squat nenne, und der Highbar Squat, den ich als Olympische Kniebeuge bezeichne, haben ihre Vorteile.

Es ist also keine Entweder-oder-Frage. Vielmehr lautet die Frage: Wann benutzt man welche Variante, um den größten Nutzen zu erreichen? Zunächst schauen wir uns an, wie sich Power Squat und Olympische Kniebeuge voneinander unterscheiden:

POWER SQUAT

- Man platziert die Hantel niedrig auf seinem Rücken, damit sie auf dem mittleren Trapezius und der hinteren Schulter ruht.

- Man verwendet einen breiteren Griff.

- Man nimmt die Ellbogen hinter die Hantel.

- Man initiiert das Ablassen der Hantel, indem man die Hüfte nach hinten schiebt.

- Man lässt die ganze Zeit seine Knie direkt über den Sprunggelenken.

- Man senkt die Hantel so lange ab, bis die Oberschenkel parallel zum Boden oder leicht darunter sind.
- Man bringt das Gewicht wieder nach oben, indem man primär die Hüfte streckt.

OLYMPISCHE KNIEBEUGE

- Man platziert die Hantel hoch auf seinem Rücken, damit sie auf dem oberen Trapezius ruht.
- Man verwendet einen engeren Griff.
- Man hält seine Ellbogen die ganze Zeit unter der Hantel.
- Man initiiert das Ablassen der Hantel, indem man seine Knie nach vorne schiebt.
- Man schiebt seine Knie vor die Zehenspitzen.
- Man senkt die Hantel so lange, bis die hinteren Oberschenkel die Waden komplett bedecken.
- Man bringt das Gewicht wieder nach oben, indem man die Knie und die Hüfte streckt.

Nachdem wir die technischen Unterschiede bei der Ausführung der zwei Übungen betrachtet haben, sehen wir uns nun ihre individuellen Vorteile an.

VORTEILE DES POWER SQUAT

1. **Höhere Lasten** – Durch die höhere Rekrutierung der Hüftstreckung, weniger Kniestreckung und einen geringeren Bewegungsradius können beim Power Squat viel höhere Lasten bewegt werden.

2. **Spezifischer für den Sport Powerlifting** – In der Sportart Powerlifting dreht sich alles darum, die größtmöglichen Lasten über einen spezifischen Bewegungsbereich zu bewegen. Der technische Vorteil des Power Squat macht diesen zur ersten Wahl für einen Powerlifter.

3. **Einfacher zu erlernen** – Insbesondere für Anfänger, denen es an Mobilität und muskulärer Balance mangelt, ist der Power Squat im Hinblick auf Rekrutierung und Bewegungsbereich einfacher zu erlernen.

VORTEILE DER OLYMPISCHEN KNIEBEUGE

1. **Erhöhte Rekrutierung des Vastus medialis** – Aufgrund des erhöhten Bewegungsbereichs der Kniebeugung bewegen sich die Knie über die Zehenspitzen hinaus. Durch den größeren Bewegungsbereich werden mehr Fasern des Vastus medialis, einer der Haupt-Kniestabilisatoren, bei der Olympischen Kniebeuge rekrutiert.

2. **Größere Verbesserungen und mehr Erhalt der Mobilität** – In allen Hauptgelenken – Sprunggelenk, Knie, Hüfte und Schulter – muss eine sehr gute Mobilität vorhanden sein, um es möglich zu machen, in die tiefste Position der Olympischen Kniebeuge zu gelangen, bei der die Rückseiten der Oberschenkel die Waden bedecken, die Ellbogen vertikal unter der Stange sind und der Oberkörper aufrecht ist.

3. **Größere Verbesserungen und mehr Erhalt der muskulären Balance** – Um sich in die unterste Position einer Olympischen Kniebeuge mit aufrechtem Oberkörper abzulassen und wieder mit einer aufrechten Körperhaltung aufstehen zu können, müssen alle Hauptmuskelgruppen von Hüfte und Knien in Balance sein. Andernfalls können die Knie nach innen abweichen, man kann sich während der Abwärtsbewegung nach vorne lehnen oder die Hüfte wird sich bei der Aufwärtsbewegung nach hinten schieben.

Somit haben beide Varianten der Kniebeuge ihre Vorteile, welche man in seinem Training und dem Training seiner Kunden und Athleten - abhängig von ihren Schwachpunkten und Zielen - nutzen kann.

Eines der besten Beispiele dafür, wie man diese beiden Varianten integriert, stammt von Ed Coan, dem erfolgreichsten Powerlifter in der Geschichte und dem einzigen Mann, der jemals über 454 kg / 1000 lbs raw in über 18 Events gebeugt hat. Im Februar 2016 verbrachte ich vier Tage mit ihm, als wir beide bei der Hawai'i Strength Conference in Honolulu, Hawai'i Vorträge hielten. Es waren einige der besten Gespräche über Krafttraining, die ich jemals geführt habe. Und eine der Perlen war, wie er sowohl die Olympische Kniebeuge als auch den Power Squat in die Vorbereitung für seinen Sport - Powerlifting - integrierte. Er absolvierte zweimal pro Jahr einen Wettkampf. In der Offseason trainierte er ausschließlich die Highbar Kniebeuge, da dies seine schwächere Variante war und er das schwächste Glied der Kette stärken wollte. Erst in den 12 Wochen vor dem Wettkampf, in denen er sich konkret vorbereitete, hat er die PL-spezifische Lowbar Kniebeuge gemacht.

In meiner täglichen Arbeit schreibe ich Programme für und trainiere in erster Linie Freizeit- und Leistungssportler. In beiden Fällen verwende ich ausschließlich die Olympische Kniebeuge, primär wegen ihrer Vorteile in Bezug auf muskuläre Balance und Mobilität - beide sind die Basis für funktionelle und nachhaltige Kraft.

KAPITEL 6

KNIEBEUGE VS. FRONTKNIEBEUGE

Die Kniebeuge *(Back Squat)* und die Frontkniebeuge *(Front Squat)* sind zwei der wichtigsten Übungen im Krafttraining, und zwar nicht nur für die Beine, sondern für den ganzen Körper. Auf den ersten Blick ist es für den Laien kein großer Unterschied, ob die Langhantel auf dem Rücken des Trainierenden oder vor dessen Hals auf den Schultern aufliegt. Die Auswirkungen in Bezug auf Muskelrekrutierung und Trainingseffekt sind jedoch sehr verschieden. Jeder, der die beiden Übungen ausgeführt hat, spürt die Unterschiede direkt.

Beide Übungen sind regelmäßiger Bestandteil in den Trainingsprogrammen unserer Athleten und Kunden. Auch ist die Frage nicht, welche der beiden Übungen besser ist, sondern welche Vorteile haben diese Varianten jeweils und wann und von wem sollten sie ausgeführt werden. Das und mehr wird in diesem Kapitel beantwortet.

DREI VORTEILE DER KNIEBEUGE IM VERGLEICH ZUR FRONTKNIEBEUGE

1. **Die Kniebeuge ist ein einfacheres Bewegungsmuster** – das schneller zu erlernen ist als das Bewegungsmuster der Frontkniebeuge.

2. **Die Kniebeuge ist primär eine Beinübung** – Das bedeutet, ein schwacher Oberkörper ist kaum limitierend. Als ich beispielsweise das ungarische Eisschnelllauf-Nationalteam im ersten Jahr trainiert habe, konnte nur eine von fünf Frauen einen Klimmzug. Jedoch konnten sie alle Kniebeugen mit über 60 kg machen. Das Gewicht war für ihre Rücken also sehr schwer. Ihr verwendetes Gewicht bei der Frontkniebeuge hätte unter 40 kg betragen; dementsprechend wäre ein zu geringer Teil des Reizes auf der Beinmuskulatur gewesen. Daher muss man zuerst den Oberkörper stärken und die muskuläre Balance optimieren – und dann Frontkniebeugen machen.

3. **Die Kniebeuge trainiert mehr die hintere Kette** – die primär aus Erector spinae, Gluteus, Beinbizeps besteht, da eine leichte Vorbeugung des Oberkörpers besteht und dieser durch die hintere Kette aufgerichtet werden muss, während der Oberkörper bei der Frontkniebeuge während der kompletten Bewegung aufrecht bleiben muss, da man sonst das Gewicht nicht halten kann.

LH KNIEBEUGEN

Position 1 und 3 – Start und Ende jeder Wiederholung

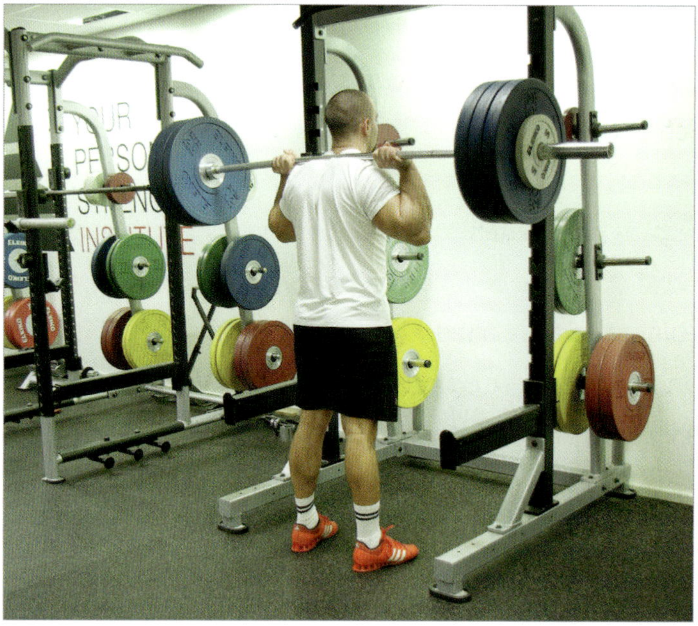

Position 2 – Umkehrpunkt jeder Wiederholung

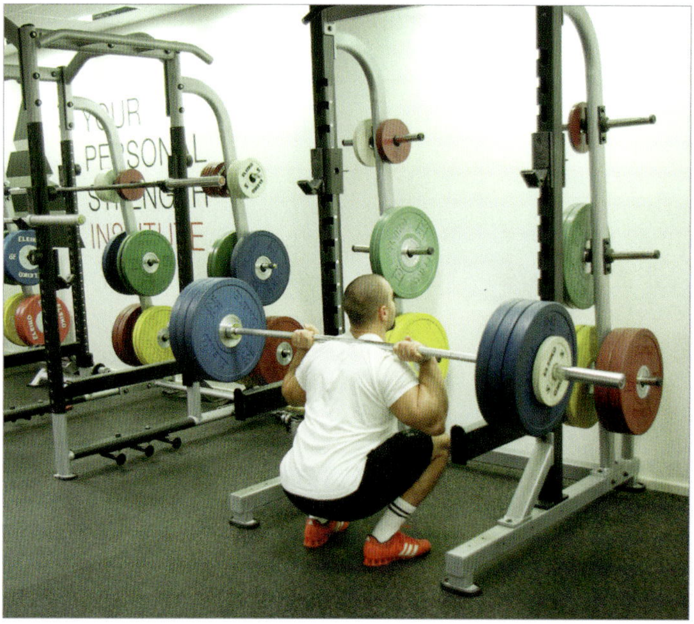

DREI VORTEILE DER FRONTKNIEBEUGE IM VERGLEICH ZUR KNIEBEUGE

1. **Die Frontkniebeuge ist mehr eine Ganzkörper-Übung** – da das Gewicht vor dem Hals auf den Schultern aufliegt. So muss die Muskulatur im Rumpf sehr viel stabilisieren und der obere Rücken muss das Gewicht in Position halten, während die Beine die Bewegung ausführen.

2. **Die Frontkniebeuge ist die fortgeschrittenere Übung** – da mehr Muskeln rekrutiert werden und die Übung insgesamt belastender für den Körper und das Zentralnervensystem ist.

3. **Die Frontkniebeuge ist ein besserer Indikator für Verletzungsrisiko und Performance** – da es weniger Kompensationsmuster gibt und mehr muskuläre Balance und Mobilität, vor allem in Schulter und Sprunggelenk, notwendig sind, um diese Übung auszuführen.

LH FRONTKNIEBEUGEN

Position 1 und 3 – Start und Ende jeder Wiederholung

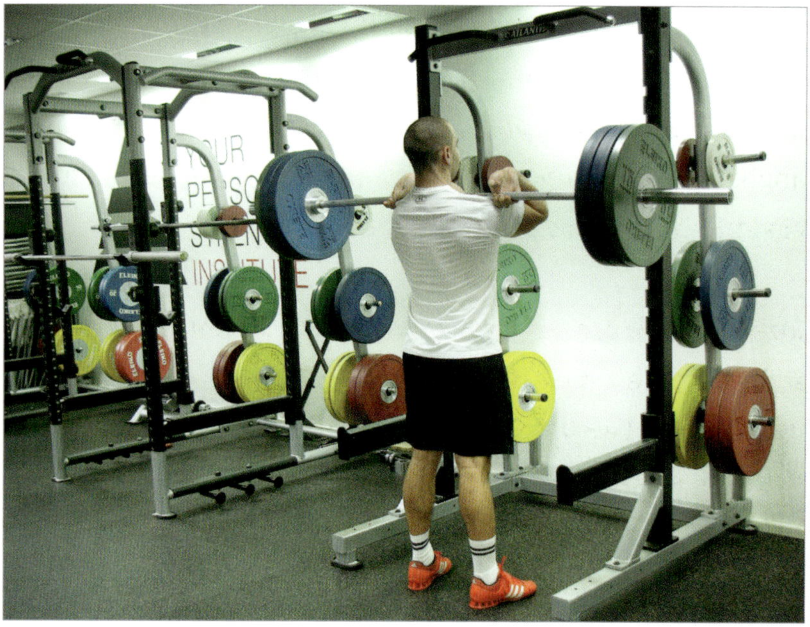

Position 2 – Umkehrpunkt jeder Wiederholung

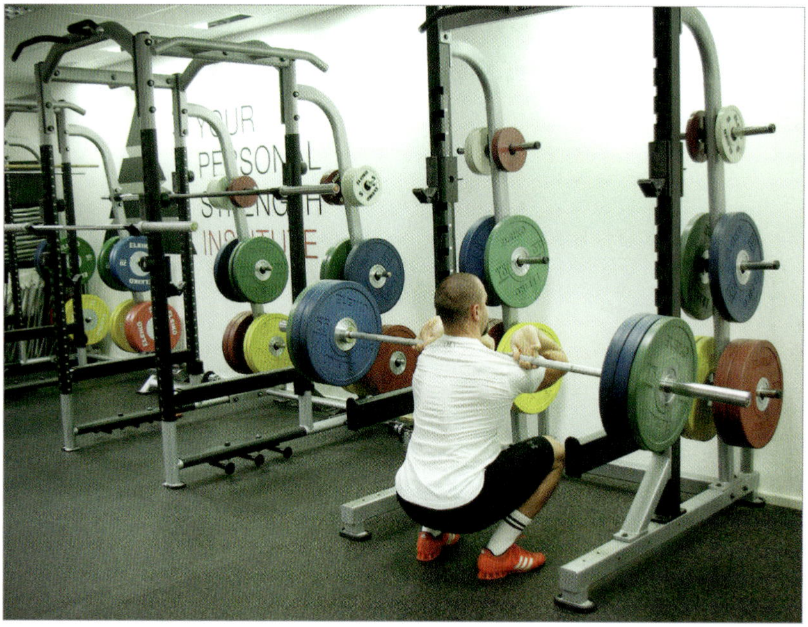

Wie erwähnt, muss der obere Rücken bei der Frontkniebeuge eine Menge Arbeit leisten und ist der statistisch limitierendste Faktor, wenn es um die sichere Übungsausführung geht. Die Muskeln des oberen Rückens, die für die Sicherung der Position der Langhantel vor dem Körper entscheidend sind, ermüden schneller als die Beine, und so entsteht ein größeres Risiko für unsaubere Übungsausführung und primär das nach vorne Rollen der Langhantel. Aus diesem Grund empfehle ich, bei der Frontkniebeuge nicht mehr als 6 Wiederholungen pro Satz auszuführen.

Wie in den einzelnen Punkten aufgezeigt wurde, sind Trainingsalter, muskuläre Balance und Mobilität die Kriterien, die bei einer Entscheidung zugunsten der Frontkniebeuge zu berücksichtigen sind. Die maximale Anzahl von 6 Wiederholungen bei der Frontkniebeuge ist zudem ein Ausscheidungskriterium, falls höhere Wiederholungszahlen im Trainingsprogramm vorgesehen sind. Aus diesen Gründen findet man die Kniebeuge insgesamt häufiger in Trainingsprogrammen unserer Kunden.

Bei der Frontkniebeuge und der Kniebeuge gibt es kein Entweder-oder, sondern vielmehr die Frage, wann welche Variante bei welchem Status und Ziel des Trainierenden sowie an welchem Punkt des Trainingszyklus für maximalen und nachhaltigen Fortschritt gewählt werden sollte.

KAPITEL 7

MIKRO-PERIODISIERUNG

Dieses Kapitel bietet einen Einblick in das komplexe Thema der Mikroperiodisierung und ihre Nutzung im Trainingsalltag. Im YPSI Programm Design Seminar, dem Modul 3 der YPSI Trainer-Lizenz, gehe ich noch weiter im Detail auf alle vier Optionen sowie ihren Nutzen und Übertrag auf den Alltag ein.

WAS IST PERIODISIERUNG?

Der Begriff Periodisierung hat seinen Ursprung in den Sportwissenschaften der Sowjetunion der 1950er-Jahre. Der Begriff beschreibt die Einteilung von Trainingsprogrammen in spezifische Zyklen, in denen die individuellen Trainingsparameter Sätze, Wiederholungen, Tempi und Pausen variiert werden. Ebenso sind auch Übungen, Frequenz, Gesamtvolumen, Durchschnittsintensität und Spitzenintensität strukturiert, um einen konstanten, optimalen, nachhaltigen und maximalen Trainingsfortschritt zu ermöglichen.

Die Periodisierung ist üblicherweise in die folgenden vier Elemente unterteilt:

TRAININGSEINHEIT (1 STUNDE)

Die Trainingseinheit ist das kleinste eigenständige Element des Trainings in der klassischen Sportwissenschaft. Die Trainingseinheit wird maßgeblich von den Trainingszielen und Trainingsmethoden bestimmt, welche auf den Anforderungen und Zielen des Trainingsprogramms resultieren, basierend auf dem aktuellen Status und Ziel des Athleten.

MIKROZYKLUS (3 WOCHEN)

Ein Mikrozyklus ist der kürzeste Teil des Trainingszyklus, der in seiner grundsätzlichen Struktur und Funktion regelmäßig wiederholt wird. Elemente des Mikrozyklus sind individuelle Trainingseinheiten. Das Ziel des Mikrozyklus leitet sich hauptsächlich vom Ziel des Mesozyklus ab. Der Deload ist einer der populärsten und effizientesten Elemente des Mikrozyklus. Ein Deload ist eine strategisch geplante Reduktion des Trainingsvolumens in einer bestimmten Trainingseinheit eines Zyklus. Diese erfolgt primär über die Verringerung der Satzzahl. Die Intensität (Höhe des Trainingsgewichts in Relation zum 1RM) wird nicht reduziert, sondern nach Möglichkeit erhöht. Sinn und Zweck des Deloads ist eine Vermeidung von Übertraining und möglichen Plateaus sowie einen höheren und konstanteren Trainingsfortschritt zu gewährleisten.

MESOZYKLUS (12 WOCHEN)

In der Sportwissenschaft ist ein Mesozyklus ein mittellanger Trainingsabschnitt, der in seiner grundsätzlichen Struktur und Funktion wiederholt wird. Seine Länge beträgt für gewöhnlich 9 bis 24 Wochen. Der Mesozyklus ist Teil eines Makrozyklus und beinhaltet mehrere Mikrozyklen.

MAKROZYKLUS (12 MONATE)

Ein Makrozyklus ist ein langer, wiederkehrender Trainingszyklus mit einer ähnlichen Aufgabe und Grundstruktur. Ein Makrozyklus kann die Periode eines Jahres bis hin zu mehreren Jahren, wie bei olympischen Sportarten, abdecken.

WAS IST MIKROPERIODISIERUNG?

In der Sportwissenschaft ist über die Struktur von Mikro-, Meso- und Makrozyklen über Jahrzehnte intensiv geforscht worden. Hingegen wurde der spezifischen Strukturierung von Gesamtvolumen, Durchschnittsintensität und Spitzenintensität innerhalb einer Trainingseinheit nicht viel Aufmerksamkeit zuteil. Deshalb habe ich vor einigen Jahren den Begriff »Mikroperiodisierung« definiert, welcher sich mit der Strukturierung von Gesamtvolumen, Durchschnittsintensität und Spitzenintensität innerhalb einer Trainingseinheit befasst. Der entscheidende Faktor hierbei ist, wie man ein Gewicht für jeden Satz einer Übung innerhalb einer Trainingseinheit auswählt. Dies hat einen großen Einfluss auf den Trainingseffekt und den Fortschritt.

Es gibt vier Formen der Mikroperiodisierung, das heißt der Strukturierung des Trainingsgewichts innerhalb einer Trainingseinheit. Drei davon erläutere ich an den folgenden drei Beispielen.

Option A *– Identisches Gewicht für alle Sätze.*
8 Sätze mit 3 Wiederholungen. LH Kniebeuge. Mit einem moderat schweren Satz beginnen, der circa dem 6 RM (6er Wiederholungsmaximum) entspricht.

Satz 1 – 160 kg für 3 Wiederholungen
Satz 2 – 160 kg für 3 Wiederholungen
Satz 3 – 160 kg für 3 Wiederholungen
Satz 4 – 160 kg für 3 Wiederholungen
Satz 5 – 160 kg für 3 Wiederholungen
Satz 6 – 160 kg für 3 Wiederholungen
Satz 7 – 160 kg für 3 Wiederholungen
Satz 8 – 160 kg für 3 Wiederholungen

Gesamtvolumen: 24 Wiederholungen mit einer Gesamtlast von 3840 kg
Durchschnittliche Intensität: 80 %
Spitzenintensität: 80 %

Option B *– Mit einem schweren Satz beginnen und das Gewicht von Satz zu Satz reduzieren. 8 Sätze mit 3 Wiederholungen. LH Kniebeuge. Reduktion des Gewichts von Satz zu Satz um ungefähr jeweils 2 %.*

Satz 1 – 180 kg für 3 Wiederholungen
Satz 2 – 176 kg für 3 Wiederholungen
Satz 3 – 172 kg für 3 Wiederholungen
Satz 4 – 168 kg für 3 Wiederholungen
Satz 5 – 164 kg für 3 Wiederholungen
Satz 6 – 160 kg für 3 Wiederholungen
Satz 7 – 156 kg für 3 Wiederholungen
Satz 8 – 152 kg für 3 Wiederholungen

Gesamtvolumen: 24 Wiederholungen mit einer Gesamtlast von 3984 kg
Durchschnittliche Intensität: 83 %
Spitzenintensität: 90 %

Option C *– Auf einen schweren Satz steigern.*
8 Sätze mit 3 Wiederholungen. LH Kniebeuge. Spread ungefähr 30 %.

Satz 1 – 140 kg für 3 Wiederholungen
Satz 2 – 150 kg für 3 Wiederholungen
Satz 3 – 160 kg für 3 Wiederholungen
Satz 4 – 170 kg für 3 Wiederholungen

Satz 5 – 175 kg für 3 Wiederholungen
Satz 6 – 180 kg für 3 Wiederholungen
Satz 7 – 185 kg für 3 Wiederholungen
Satz 8 – 190 kg für 3 Wiederholungen

Gesamtvolumen: 24 Wiederholungen mit einer Gesamtlast von 4050 kg
Durchschnittliche Intensität: 84,4 %
Spitzenintensität: 95 %

Die primären Unterschiede zwischen den drei Arten der Mikroperiodisierung sind die Belastung auf metaboler Ebene durch das Volumen, auf neuraler Ebene durch das Höchstgewicht sowie das Potenzial, das Gewicht von einer Trainingseinheit zur nächsten zu steigern.

Theoretisches Wissen ist wichtig. Praktische Erfahrung ist entscheidend. Ich empfehle jeder Leserin/jedem Leser, mit jedem der drei Systeme mit den gegebenen Prozenten (für die Ermittlung der Spitzenintensität in % das Höchstgewicht durch 2 teilen, z. B. 190 kg = 95 %) für 6 Trainingseinheiten zu trainieren und die Unterschiede selbst zu erfahren.

Grundsätzlich gibt es vier verschiedene Wege, um das Gewicht eines jeden Satzes innerhalb einer Trainingseinheit zu strukturieren:

1. *Auf einen schweren Satz steigern.*

2. *Mit einem schweren Gewicht beginnen und das Gewicht oder die Wiederholungen von Satz zu Satz reduzieren.*

3. *Identisches Gewicht für alle Sätze.*

4. *Das Gewicht innerhalb des Trainings wellenförmig strukturieren.*

Die primäre Aufgabe der Mikroperiodisierung ist es, den spezifischen Trainingseffekt eines Programms und damit die Anpassung auf metaboler und neuraler Ebene noch exakter zu definieren, zu strukturieren und so konstanten Fortschritt zu ermöglichen.

Jede Form der Mikroperiodisierung hat ihre Vorteile sowie Aufgaben und kommt in Abhängigkeit von Status, Programm und Zielsetzung zur Anwendung. Die mit Abstand häufigste Option, die im YPSI verwendet wird, ist »Auf einen schweren Satz steigern«. Dies sind die Vorteile und Gründe, warum ich dieses System in circa 80 % der Trainingsprogramme, die ich für Kunden und Athleten schreibe, verwende:

1. **Mehr neurale Anpassungen** – Da das Höchstgewicht höher ist – und damit auch die Spitzenintensität.

2. **Potenzierungseffekt auf das Nervensystem** – Da mit geringeren Gewichten begonnen wird und viele submaximale Sätze ausgeführt werden, während man sich auf den schweren Satz steigert, wird das Nervensystem qualitativ hochwertigen Wiederholungen mit einer progressiveren Intensität ausgesetzt. Dies führt zu mehr Kraft insbesondere bei fortgeschrittenen Trainierenden, da ein sehr entwickeltes Nervensystem bis zu 8 Sätze benötigt, um seine wahre Maximalleistung erreichen zu können. Und bei Anfängern lehrt dies das Nervensystem, sich auf höhere Lasten vorzubereiten.

3. **Exzellent, um Anfänger an < 6RM Lasten heranzuführen** – Das Gewicht schrittweise von Satz zu Satz zu erhöhen ist ein einfacher Weg, um Selbstvertrauen aufzubauen, indem man viele Sätze und Wiederholungen mit geringeren Wieder-

holungszahlen und submaximalem Gewicht ausführt. Das ist ein effizienter und einfacher Weg, um die »Angst und Unsicherheit« vor niedrigen Wiederholungszahlen zu mindern, die einige Trainerende haben.

4. **Es ist einfach, das optimale Gewicht auszuwählen** – Die Regeln sind einfach. Man erhöht schrittweise das Gewicht Satz für Satz. Und man kann nicht dasselbe Gewicht für zwei Sätze hintereinander verwenden. Das bedeutet, dass das Gewicht entweder erhöht oder verringert wird. So wird das Gewicht für jeden Satz erhöht, bis das Wiederholungsmaximum im unteren Bereich des vorgegebenen Wiederholungsbereichs erreicht ist. Wenn zum Beispiel das Programm 6 Sätze à 2 bis 6 Wiederholungen vorsieht, dann startet man mit 6 leichten Wiederholungen und arbeitet sich auf ein 2 RM hoch. Das ist ein Gewicht, mit dem man nur 2 Wiederholungen ausführen kann und keine mehr. Sobald man diesen »schwersten« Satz erreicht hat, reduziert man das Gewicht wieder, sofern noch Sätze übrig sind. Man sollte diesen »schwersten« Satz im letzten Drittel der gegebenen Sätze erreichen. Bei 6 Sätzen sollte der »schwerste« Satz der Satz 5 oder 6 sein, bei 10 Sätzen sollte der »schwerste« Satz einer der Sätze 7 bis 10 sein.

Man muss diesen »schwersten« Satz mit jeder Trainingseinheit steigern. Entweder indem man mehr Gewicht verwendet oder mindestens eine Wiederholung mehr mit demselben Gewicht macht. Wenn man heute 150 kg für 2 Wiederholungen gemacht hat, muss man in der nächsten Trainingseinheit 152,5 kg für 2 Wiederholungen oder 150 kg für 3 Wiederholungen schaffen. Das ist eine entscheidende Voraussetzung für jedes Training. Falls man sich nicht steigern kann, muss man neben dem Trainingsprogramm seine Regeneration, Ernährung, Lifestyle und Schlaf analysieren und optimieren, um sicherzustellen, dass man in jeder einzelnen Trainingseinheit Fortschritte macht.

KAPITEL 8

WICHTIGE TIPPS FÜR DAS TRAINING

In diesem Kapitel werden die wichtigsten Punkte erläutert, die es während des Trainings zu beachten gilt, von der Technik über das Aufwärmen bis hin zum Tempo und der Auswahl der richtigen Trainingsgewichte.

WIE KNIEBEUGEN AUSFÜHREN? – DIE TECHNIK

Die Kniebeuge ist eine der effektivsten Übungen, um viele Muskelfasern zu rekrutieren, die Mobilität zu verbessern und Kraft im ganzen Körper aufzubauen – vorausgesetzt, sie wird korrekt ausgeführt. Mit diesen drei Tipps, die wir im YPSI konstant wiederholen, holt man das Beste aus den Kniebeugen heraus:

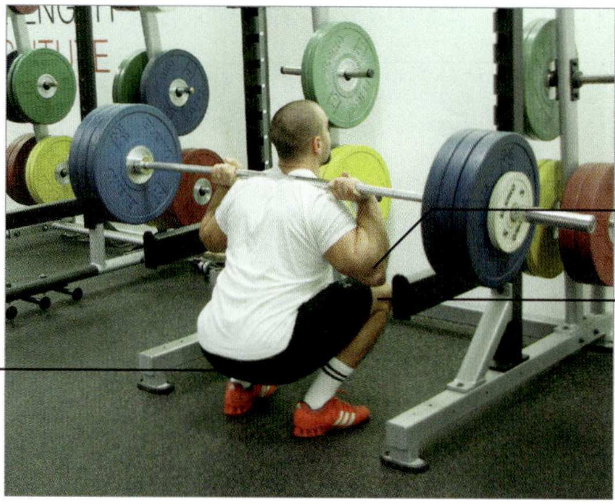
Ellbogen unter die Langhantel
Knie vor die Zehen
Ganz runter

1. ELLBOGEN UNTER DIE HANTELSTANGE

Je mehr man eine aufrechte Haltung während der Kniebeuge beibehalten kann, desto kürzer ist die horizontale Distanz zwischen der Langhantel und dem fünften Lendenwirbel (L5). Dies resultiert in geringeren Kräften auf die Lendenwirbelsäule. Je mehr man sich vorwärtslehnt, desto mehr Belastung verlagert man auf den unteren Rücken und die Bandscheiben. Ein Faktor, der bestimmt, ob der Oberkörper aufrecht bleibt, ist die Position der Ellbogen während der Kniebeuge. Diese sollten sich die ganze Zeit direkt unterhalb der Stange befinden, um so den Brustkorb aufzurichten und den Körper daran zu hindern, nach vorne abzutauchen.

2. TIEF RUNTERGEHEN

Wie jedes andere Gelenk sollte auch das Kniegelenk über seinen kompletten Bewegungsbereich trainiert und auf diese Weise seine muskuläre Balance und Stabilität erhöht werden. Der Vastus medialis, der tränenförmige Anteil des Quadrizeps auf der unteren Innenseite der Oberschenkel, ist einer der beiden wichtigsten Muskeln für die Stabilisierung des Kniegelenks. Training im Bewegungsbereich unterhalb von 90° der Kniebeugung ist notwendig, um die Muskelfasern des Vastus medialis zu rekrutieren und zu stärken. Und je stärker der Vastus medialis, desto stabiler ist das Kniegelenk. Halbe Kniebeugen hingegen destabilisieren das Kniegelenk, da durch die Rekrutierung von mehr Fasern des Vastus lateralis ein muskuläres Ungleichgewicht entsteht, was den Vastus medialis im Vergleich schwächt. Zudem dehnt man bei der vollen Kniebeuge alle Muskeln des Hüftgelenks, den Gluteus, den Quadrizeps und den Erector spinae und verbessert die Mobilität des Sprunggelenks. Dies optimiert die Beweglichkeit und beugt so Verletzungen vor.

3. LANGSAM MACHEN

Zusätzlich zu dem Trainingsgewicht ist die Dauer der Übung (TUT = Time Under Tension, dt.: Zeit unter Spannung), welche aus der Summe der Dauer der individuellen Wiederholungen eines Satzes resultiert, wichtig für Muskelwachstum und den Trainingseffekt. 10 Wiederholungen der Kniebeuge, welche insgesamt in 30 Sekunden ausgeführt werden (2010 Tempo = 2 Sekunden exzentrisch, keine (0) Pause am Umkehrpunkt, 1 Sekunde konzentrisch, keine (0) Pause in der Startposition), haben einen anderen Trainingseffekt als 10 Wiederholungen der Kniebeuge mit demselben Gewicht, die 50 Sekunden dauern (4010 Tempo). Der exzentrische Anteil der Bewegung ist primär entscheidend für Muskelwachstum und Kraftzuwachs. Der konzentrische Anteil trägt nur sehr gering dazu bei. Durch eine langsamere exzentrische Kniebeuge vermeidet man ebenfalls Verletzungen, verbessert seine Technik und erhöht die Kontrolle.

Wenn man diese technischen Hinweise jedes Mal anwendet, wenn man Kniebeugen macht, wird man seine Kniebeugentechnik verbessern und sich selbst auf schwerere Kniebeugen vorbereiten.

DAS AUFWÄRMEN

Es gibt eine Menge Aufwärmübungen und -methoden, die entwickelt wurden, um die Trainierenden auf die bevorstehende Belastung durch die Übung vorzubereiten. Im YPSI gibt es keine Cardio-Maschinen, und unsere Kunden nutzen selten Drills, Stretches oder Foamroller, um sich aufzuwärmen. Weil Krafttraining auf spezifischen Bewegungsmustern basiert und Übungen präzise definierte Bewegungsmuster und Belastungen darstellen, wärmen sich unsere Kunden und Athleten auch spezifisch für die bevorstehenden Bewegungsmuster und Belastungen auf.

Für Kniebeugen wärmt man sich optimal mit Kniebeugen auf. Der Grund ist simpel: keine andere Übung wird den Körper und das Nervensystem besser auf die Kniebeugen vorbereiten als Kniebeugen selbst – selbstverständlich mit graduell ansteigendem Gewicht.

Das Ziel ist es, den gesamten Bewegungsbereich der Übung zu mobilisieren und das Zentrale Nervensystem (ZNS) zu aktivieren. Die kardiovaskuläre Komponente ist im Krafttraining von geringer Bedeutung und wird im Aufwärmprozess ohnehin aktiviert, somit ist es weder nötig noch sinnvoll, ein zusätzliches kardiovaskuläres Aufwärmen durchzuführen.

Da das ZNS dafür verantwortlich ist, den Muskel zu aktivieren, ist es der Faktor, den wir beim Aufwärmen maßgeblich aktivieren wollen, denn es »sagt« dem Muskel, was er tun muss. Das ZNS wird über den Verlauf von 1 bis 6 Sätzen von 1 bis 6 Wiederholungen aktiviert, abhängig von der Wiederholungszahl und dem Zielgewicht des ersten Arbeitssatzes.

Hier einige Beispiele des Aufwärmprozesses für einen Anfänger und einen fortgeschrittenen Trainierenden:

Anfänger – Zielgewicht der Kniebeugen im ersten Arbeitssatz sind
80 kg × 5 Wiederholungen:

Aufwärmsatz 1: 20 kg × 6
Aufwärmsatz 2: 40 kg × 4
Aufwärmsatz 3: 60 kg × 2

Arbeitssatz 1: 80 kg × 5

Während man den ersten Aufwärmsatz mit der leeren Langhantel primär zur Mobilisation nutzt, aktivieren die Aufwärmsätze 2 und 3 das Nervensystem. Doch ohne es zu ermüden oder die Glykogenreserven des Muskels deutlich zu verringern, was der Fall ist, wenn man während des Aufwärmens zu viele Wiederholungen macht.

Fortgeschrittener Trainierender – Zielgewicht der Kniebeugen im ersten Arbeitssatz sind 180 kg × 2 Wiederholungen:

Aufwärmsatz 1: 50 kg × 6
Aufwärmsatz 2: 70 kg × 4
Aufwärmsatz 3: 90 kg × 3
Aufwärmsatz 4: 110 kg × 2
Aufwärmsatz 5: 130 kg × 2
Aufwärmsatz 6: 150 kg × 1

Arbeitssatz 1: 180 kg × 2

Ein so fortgeschrittener Trainierender kann mit einem schwereren Gewicht starten. Aufgrund des höheren Gewichts und der niedrigeren Wiederholungen, die in den Arbeitssätzen verwendet werden, sind mehr Aufwärmsätze nötig, um sein Nervensystem zu aktivieren.

Für die Aufwärmsätze sind das Tempo und der Bewegungsbereich identisch mit denen der Arbeitssätze. Optimales Aufwärmen reduziert nicht nur Verletzungen, es steigert auch die Leistung und somit den Trainingseffekt.

DAS TEMPO

Das Tempo ist einer der wichtigsten Trainingsparameter, da es eine große Auswirkung auf den Trainingseffekt hat. Ein einfaches Beispiel ist, dass 15 Wiederholungen nicht gleich 15 Wiederholungen sind. 15 Wiederholungen in einem 1010 Tempo sind insgesamt 30 Sekunden Time Under Tension (TUT). 15 Wiederholungen in einem 3010 Tempo sind insgesamt 60 Sekunden TUT. Der Unterschied im Trainingseffekt zwischen einem Satz, der 30 Sekunden dauert, und einem Satz, der 60 Sekunden dauert, ist groß. Deshalb muss das Tempo in jedem Trainingsprogramm vorgeschrieben und standardisiert sein, um den beabsichtigten Trainingseffekt zu gewährleisten.

Daher enthält jedes einzelne Trainingsprogramm, das ich herausgebe, eine detaillierte Tempobeschreibung, um den Trainingseffekt zu definieren und konstanten Fortschritt sicherzustellen.

Ich verwende ein Tempo mit vier Zahlen. Dies ist das genaueste Format, da es alle vier relevanten Teile einer Bewegung abdeckt. Die Bedeutung der Zahlen ist:

DIE ERSTE ZAHL – DAS GEWICHT ABLASSEN

Wenn man das Gewicht absenkt, tritt die exzentrische Kontraktion auf, und der Muskel dehnt sich unter Belastung. Ein Beispiel dafür ist das Absenken in die Kniebeuge. Exzentrisches Tempo wird in nahezu jedem Fitnessstudio auf der Welt vernachlässigt. Das ist bedauerlich, da die exzentrische Kontraktion der wichtigste Teil für den Aufbau von Masse und Kraft ist.

DIE ZWEITE ZAHL – PAUSE NACH DEM ABSENKEN DES GEWICHTS

Diese Pause tritt zwischen der exzentrischen (Absenken) Phase und der konzentrischen (Anheben) Phase einer Wiederholung auf. Bei der Kniebeuge ist dies der Punkt, wenn die Rückseiten der Oberschenkel die Waden komplett bedecken. Eine Pause in einer unvorteilhaften Position einer Übung, wie z. B. im unteren Teil der Kniebeuge, erhöht die intramuskuläre Spannung und vermindert den Stretch Reflex, wie bei dem Klokov Squat in Kapitel 9 erklärt wird. Dies wird die Kraft- und Muskelentwicklung weiter vorantreiben.

DIE DRITTE ZAHL – DAS GEWICHT ANHEBEN

Die konzentrische Kontraktion tritt auf, wenn sich ein Muskel verkürzt, etwa wenn man aus dem unteren Teil der Kniebeuge aufsteht. Wird ein »X« in der Formel verwendet, impliziert das eine explosive Aktion mit voller Beschleunigung.

DIE VIERTE ZAHL – PAUSE, NACHDEM DAS GEWICHT ANGEHOBEN WURDE

Dies ist der Punkt, der am Ende der konzentrischen Kontraktion auftritt, wie wenn man die Knie am Ende der Kniebeuge komplett gestreckt hat. Pausen in dieser vorteilhaften Position erhöhen ebenfalls die Rekrutierung von schnellkräftigen Muskelfasern. Die schnellkräftigen Fasern sind diejenigen Muskelfasern, die die größten Zuwächse in Kraft und Power/Explosivkraft bewirken.

TEMPO IN DER PRAXIS

Eine 4210 Tempo-Beschreibung für die Kniebeuge sieht folgendermaßen aus: Man lässt sich für vier Sekunden in die unterste Position ab. Dann pausiert man für zwei Sekunden, wenn die Rückseiten der Oberschenkel die Waden komplett abdecken. Unmittelbar danach richtet man sich in einer Sekunde auf und macht schließlich oben keine Pause, bevor man mit der nächsten Wiederholung beginnt.

Von allen Belastungsparametern, die manipuliert werden können, um Krafttrainingsprogramme zu entwerfen, ist das Tempo definitiv der am meisten unterschätzte und vernachlässigte Faktor beim Programm-Design im Krafttraining. Die Tempobeschreibung zu verwenden wird den vorgeschriebenen Trainingseffekt sicherstellen, was die Basis für maximalen und nachhaltigen Fortschritt im Training ist.

DER SPREAD

Der Spread ist eine der wichtigsten und meist unterschätzten Komponenten der Mikroperiodisierung. Er ist ein System, das ich gern verwende, und zwar primär in Trainingsprogrammen, die darauf abzielen, die neurale Komponente der Muskeln und das Zentrale Nervensystem zu trainieren. Der Spread ist der Unterschied zwischen dem leichtesten und dem schwersten Arbeitssatz der Trainingseinheit. Er stellt sicher, dass nur eine gewisse Menge an Sätzen und Wiederholungen in einem circa-maximalen und maximalen Intensitätsbereich absolviert wird. Das ist ein hervorragender Weg, um die Qualität des Trainingsstimulus abzustimmen und in jeder einzelnen Trainingseinheit Fortschritt zu gewährleisten, indem ein Parameter bereitgestellt wird, der die Trainingslast strukturiert.

Zwei Beispiele für einen Spread:

5 SÄTZE MIT 5 WIEDERHOLUNGEN – 25 % SPREAD – AUF EINEN SCHWEREN SATZ STEIGERN – ZIELGEWICHT 5 RM BEI 160 KG

Aufwärmsatz 1 - 60 kg für 5 Wiederholungen
Aufwärmsatz 2 - 100 kg für 3 Wiederholungen

Arbeitssatz 1 - 120 kg für 5 Wiederholungen
Arbeitssatz 2 - 130 kg für 5 Wiederholungen
Arbeitssatz 3 - 140 kg für 5 Wiederholungen
Arbeitssatz 4 - 150 kg für 5 Wiederholungen
Arbeitssatz 5 - 160 kg für 5 Wiederholungen - 5 RM = schwerster Satz

10 SÄTZE MIT 3 WIEDERHOLUNGEN – 30 % SPREAD – AUF EINEN SCHWEREN SATZ STEIGERN – ZIELGEWICHT 3 RM BEI 200 KG

Aufwärmsatz 1 - 60 kg für 5 Wiederholungen

Aufwärmsatz 2 - 100 kg für 3 Wiederholungen

Aufwärmsatz 3 - 120 kg für 2 Wiederholungen

Arbeitssatz 1 - 140 kg für 3 Wiederholungen

Arbeitssatz 2 - 150 kg für 3 Wiederholungen

Arbeitssatz 3 - 160 kg für 3 Wiederholungen

Arbeitssatz 4 - 170 kg für 3 Wiederholungen

Arbeitssatz 5 - 180 kg für 3 Wiederholungen

Arbeitssatz 6 - 190 kg für 3 Wiederholungen

Arbeitssatz 7 - 195 kg für 3 Wiederholungen

Arbeitssatz 8 - 200 kg für 3 Wiederholungen - 3 RM = schwerster Satz

Arbeitssatz 9 - 190 kg für 3 Wiederholungen

Arbeitssatz 10 - 180 kg für 3 Wiederholungen

Der Spread muss nicht auf 0,1 % genau sein. Er ist eine angepeilte Schätzung, um das Gewicht zu verteilen, die Qualität der Wiederholungen zu erhöhen sowie konstanten und nachhaltigen Fortschritt sicherzustellen.

KAPITEL 9

VARIANTEN SOWIE IHRE VORTEILE UND ANWENDUNG

Die Kniebeuge und die Frontkniebeuge wurden bereits in Kapitel 6 miteinander verglichen. Es gibt jedoch mehr als nur diese zwei Varianten und natürlich von diesen auch Variationen. In diesem Kapitel wird auf den Unterschied zwischen Kniebeugen mit flachen Fersen und erhöhten Fersen eingegangen sowie auf die Vorteile und Anwendungsmöglichkeiten von weiteren Varianten der Kniebeuge, die wir im YPSI verwenden.

LH KNIEBEUGEN, FERSEN FLACH

Bei der Kniebeuge mit flachen Fersen stehen beide Füße ganz normal auf dem Boden. Gewichtheberschuhe zählen nicht als Fersenerhöhung. Nicht jeder Trainierende ist vom ersten Tag an beweglich genug für die Kniebeuge mit flachen Fersen.

DREI VORTEILE DER LH KNIEBEUGE MIT FLACHEN FERSEN

1. **Erhöhte Rekrutierung der hinteren Kette** – Die Fersen flach auf dem Boden zu haben begrenzt den Bewegungsbereich innerhalb des Knies und somit die Rekrutierung des Quadrizeps. Ebenfalls wird die Vorlage des Oberkörpers leicht erhöht. Auf diesem Wege rekrutiert man mehr Fasern der hinteren Kette. Dies bietet mehrere Vorteile, wie in Punkt 2 und 3 erläutert.

2. **Höhere Gewichte** – Die höhere Rekrutierung der hinteren Kette erlaubt es bei Kniebeugen mit flachen Fersen, schwerere Gewichte zu bewegen. Dies ermöglicht indirekt einen positiven Effekt auf die Kraftsteigerung in jeder anderen Übung, den sogenannten »Radiation Effect«.

3. **Größerer Carryover-Effekt für Sportarten die Sprints und Sprünge beinhalten** – Die hintere Kette ist entscheidend für Sprintschnelligkeit und Sprungkraft, da ca. 80 % des Power Outputs eines Athleten bei diesen Grundbewegungen primär durch Erector spinae, Gluteus und Beinbizeps generiert werden. Durch die erhöhte Rekrutierung der hinteren Kette und eines damit zusammenhängenden erhöhten Trainingseffekts auf die hintere Kette hat die Kniebeuge mit flachen Fersen einen gesteigerten Effekt auf die Sprungkraft und Sprintschnelligkeit, insbesondere über kürzere Distanzen – und somit auf die Leistung auf dem Feld, der Bahn, der Matte, dem Oktagon oder dem Eis.

Kniebeugen mit flachen Fersen sind eine exzellente Lösung, um sowohl die Rekrutierung und die Maximalkraft als auch die Leistungskraft der hinteren Kette zu erhöhen, was direkt mit dem Hochsprung und der kurzzeitigen Sprintgeschwindigkeit korreliert.

LH KNIEBEUGEN, FERSEN ERHÖHT

Bei der Kniebeuge mit erhöhten Fersen stehen die Fersen auf jeweils einer kleinen Hantelscheibe. Die Kniebeuge mit Fersen erhöht ist die erste Wahl für Anfänger.

DREI VORTEILE DER LH KNIEBEUGE MIT ERHÖHTEN FERSEN

1. **Erhöhte Rekrutierung des Vastus medialis** – Die Fersen zu erhöhen erlaubt es den Knien, sich in einem größeren Maße über die Zehenspitzen hinaus zu bewegen sowie den Bewegungsbereich im Knie zu erhöhen. Dies erhöht die Rekrutierung des Vastus medialis. Die Kraft des Vastus medialis ist entscheidend für die Kniestabilität. Das bedeutet, dass die Knie zu einem größeren Maße über die Zehen-

spitzen zu bewegen einen positiven Effekt auf die Kniestabilität hat und eine natürliche Bewegung ist, die in alltäglichen Bewegungen, wie z. B. dem Treppensteigen, vorkommt.

2. **Tiefe der Kniebeuge** – Neben der höheren Rekrutierung des Vastus medialis erlaubt die Erhöhung der Fersen auch einen größeren Bewegungsbereich der Hüfte durch die erhöhte Dorsiflexion des Sprunggelenks und dadurch eine tiefere Kniebeuge – insbesondere wenn die Sprunggelenks-Mobilität in den frühen Trainingsphasen limitiert ist. Deshalb ist dies eine gute Startposition für Anfänger mit minimalem Krafttrainingshintergrund.

3. **Geringere Last auf der Lendenwirbelsäule** – Durch das Erhöhen der Fersen wird sich der Oberkörper in einer aufrechteren Position befinden. Dadurch verringert sich die Last auf der Lendenwirbelsäule und die Rekrutierung des Erector spinae. Dies lässt ein höheres Trainingsvolumen zu, ohne den unteren Rücken bei Athleten zu überlasten, deren lumbaler Erector spinae noch nicht konditioniert ist – was überwiegend bei Kunden mit geringem Trainingsalter und nach längeren Trainingspausen der Fall ist.

Kniebeugen mit erhöhten Fersen sind eine exzellente Lösung, um Mobilität und Flexibilität in Sprunggelenk und Hüfte zu verbessern und die Kniestabilität zu optimieren – insbesondere am Anfang mit untrainierten Kunden.

LH KNIEBEUGEN MIT ERHÖHTEN FERSEN

Position 1 und 3 – Start und Ende jeder Wiederholung

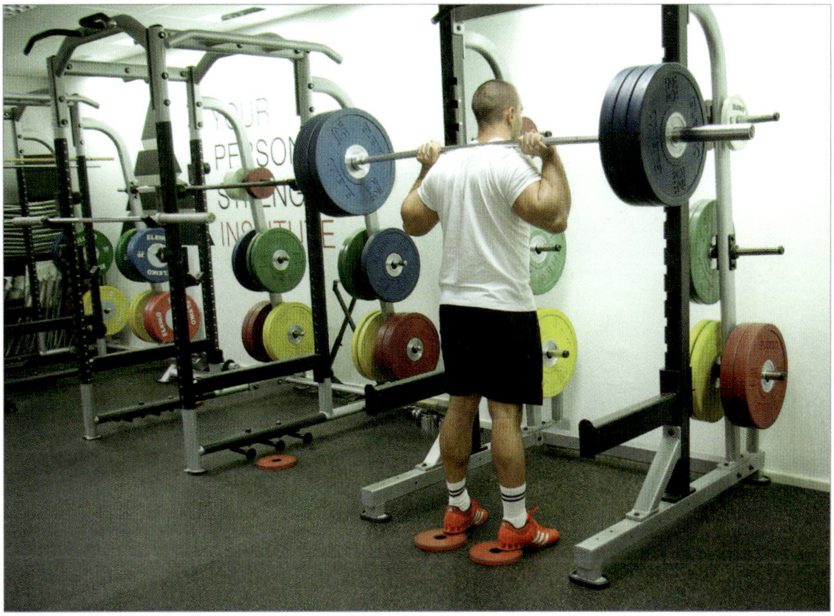

Position 2 – Umkehrpunkt jeder Wiederholung

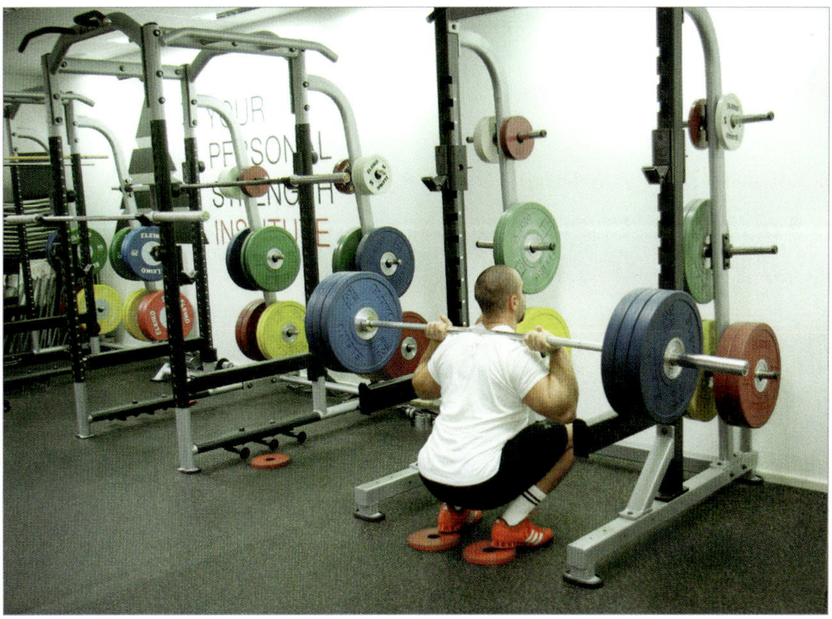

LH FRONTKNIEBEUGEN, FERSEN ERHÖHT

Die Vorteile der Frontkniebeugen mit erhöhten Fersen liegen in einer Kombination der Vorteile der LH Kniebeuge mit erhöhten Fersen und der Frontkniebeuge: eine noch aufrechtere Haltung; es wird noch mehr Vastus medialis rekrutiert; und die Ganzkörperbelastung ist höher als bei Kniebeugen.

LH FRONTKNIEBEUGEN MIT ERHÖHTEN FERSEN

Position 1 und 3 – Start und Ende jeder Wiederholung

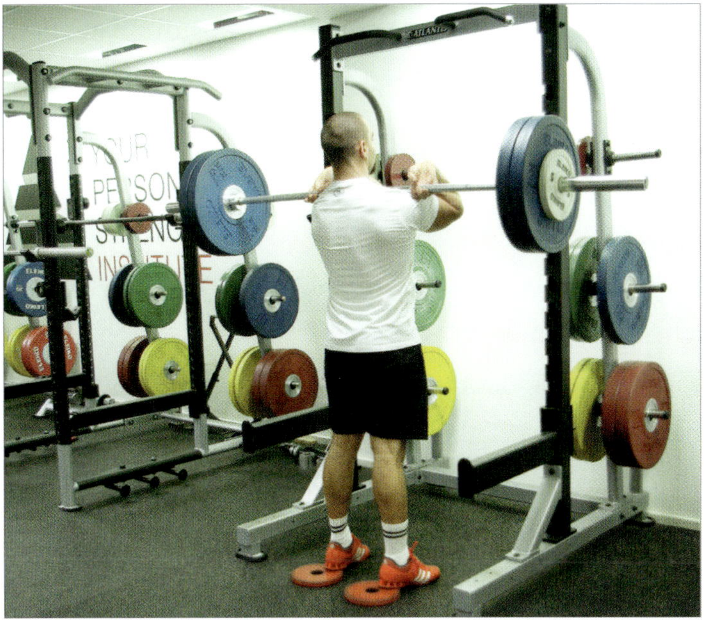

Position 2 – Umkehrpunkt jeder Wiederholung

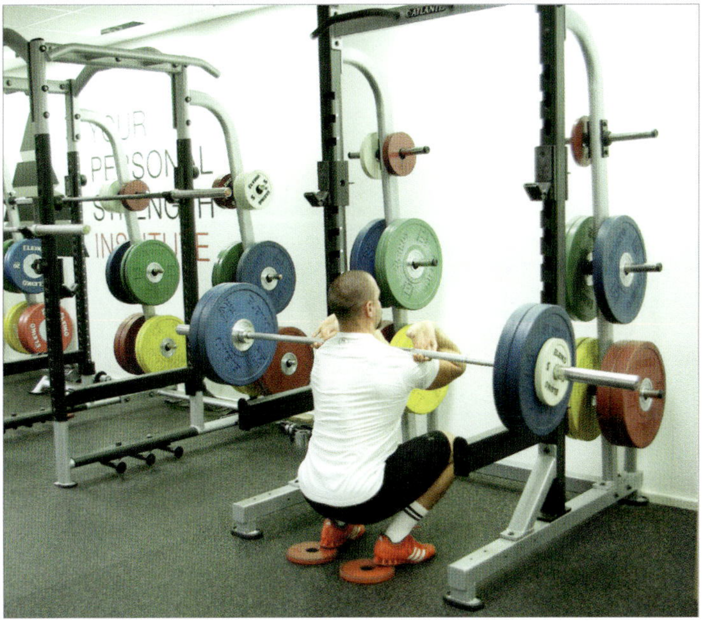

DER QUAD SQUAT

Eine weitere Variante der Kniebeuge entsteht, wenn die Fersen stark erhöht werden. Wir nutzen das YPSI Squat Board, um die Fersen um 15 cm zu erhöhen. Dies ist eine fortgeschrittene Variante der Kniebeuge, die Quad Squat oder auch Cyclist Squat genannt wird. Quad ist kurz für Quadrizeps, den großen, vierköpfigen Muskel auf der Vorderseite der Oberschenkel, dessen primäre Aufgaben in der Streckung und Stabilisierung des Kniegelenks bestehen. Der Cyclist Squat ist eine Variante des Quad Squat mit einem engeren Stand, der sogar noch mehr den Quadrizeps rekrutiert und der seinen Namen von Radfahrern bekam, die diese Variante in der Vergangenheit erfolgreich nutzten und Gewichte von über 180 kg verwendeten.

WARUM QUAD SQUATS?

Für viele Trainierende ist der Mangel an Rekrutierung und Kraft des Quadrizeps ein limitierender Faktor, um Fortschritte bei den Kniebeugengewichten zu machen. Quad Squats für eine bis drei Phasen zu verwenden ist ideal, um ein Plateau bei den Kniebeugen zu durchbrechen, besonders wenn die Limitierung der Kniestreckung in der untersten Position und die aufrechte Haltung die primär limitierenden Faktoren sind.

Nachdem wir im YPSI über die Jahre zahlreiche verschiedene Keile zur Erhöhung der Fersen bei Quad Squats verwendet haben, haben wir unseren eigenen Keil entwickelt - das YPSI Squat Board -, der die üblichen Nachteile wie Instabilität und Standbreite eliminiert. Auf die Vorteile des YPSI Squat Boards und seine Verwendung gehe ich in Kapitel 12 im Detail ein.

Quad Squats sind eine Variante der Kniebeuge für den moderat fortgeschrittenen bis fortgeschrittenen Trainierenden; optimalerweise sollten sie verwendet werden, wenn das 1 RM in der Kniebeuge höher ist als das Körpergewicht des Trainierenden. Davor gibt es verschiedene Varianten der Kniebeuge, die verwendet werden können, um bessere Resultate zu erzielen, wie die Kniebeuge mit erhöhten Fersen oder flachen Fersen.

Bei Quad und Cyclist Squats nutzen und empfehlen wir 4 bis 10 Sätze mit 4 bis 25 Wiederholungen. Wir verwenden ebenfalls Varianten wie die Front Quad Squats, die später in diesem Kapitel erläutert werden.

LH QUAD SQUAT

Position 1 und 3 – Start und Ende jeder Wiederholung

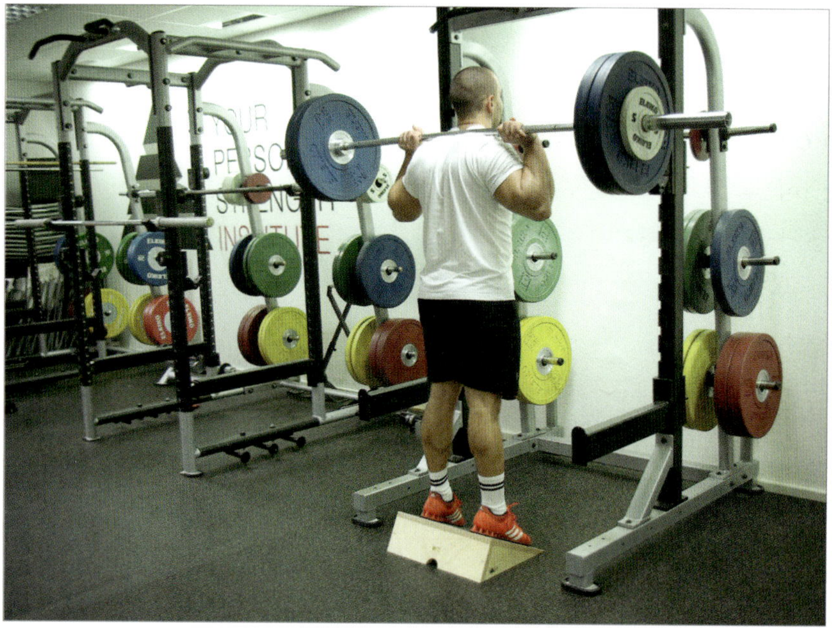

Position 2 – Umkehrpunkt jeder Wiederholung

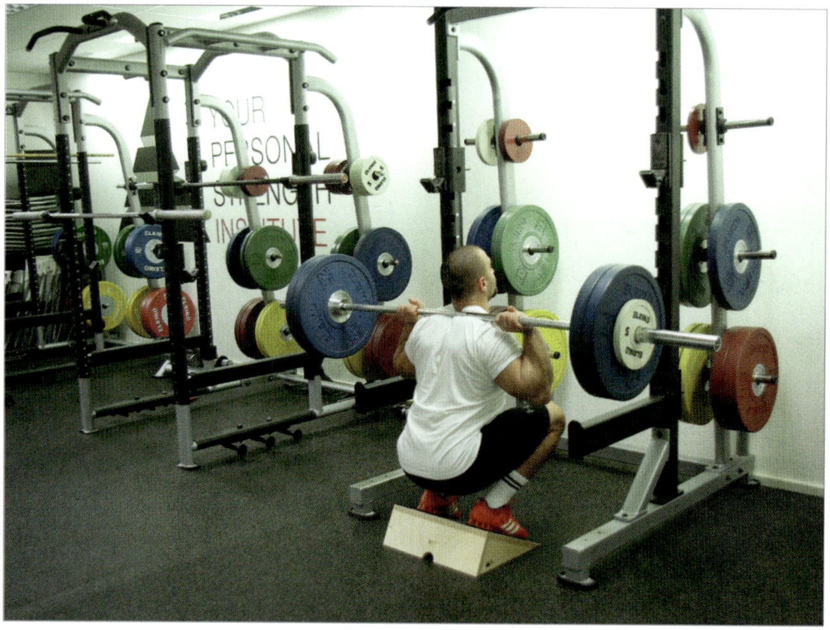

DER KLOKOV SQUAT

Der Klokov Squat ist eine Variante der Kniebeuge, benannt nach Dmitry Klokov, einem russischen Gewichtheber, Weltmeister 2005 und olympischer Silbermedaillengewinner 2008 in der 105-kg-Gewichtsklasse. Dmitry Klokov hat verschiedene Typen von Kniebeugen mit einer Pause in der mechanisch unvorteilhaftesten Position - bei der Kniebeuge ist das am untersten Punkt - populär gemacht.

Einer der Vorteile einer Pause in der mechanisch unvorteilhaftesten Position ist die Reduktion des Stretch Reflexes und der in der Faszie gespeicherten Energie, was in einer höheren Rekrutierung von Muskelfasern resultiert.

WAS IST DER STRETCH REFLEX?

Der Stretch Reflex, oder myotatischer Reflex, ist eine vorprogrammierte Reaktion des Körpers auf die Sinnesempfindung einer Dehnung eines Muskels, wie z. B. am Ende einer exzentrischen Kontraktion. Dies ist eine protektive Maßnahme des Muskels, um eine Muskelverletzung oder einen Muskelriss zu verhindern. Es ist teilweise eine Reaktion der Muskelspindelzellen, und es ist ebenfalls elastische Energie, die in der Faszie gespeichert wird. Der Stretch Reflex unterstützt die Initiierung der konzentrischen Kontraktion. Das ist der Grund dafür, warum es einfacher ist, den Umkehrpunkt von einer exzentrischen zur konzentrischen Kontraktion in der untersten Position mit einem »Bounce« (einem Federn) zu überwinden, der den Stretch Reflex nutzt. Anstatt den Umkehrpunkt mit Kontrolle zu überwinden und somit mehr Muskelfasern rekrutieren zu müssen, wird der Stretch Reflex oftmals über einen »Bounce« genutzt, besonders von Anfängern. Die Hauptnachteile sind sowohl das erhöhte Verletzungsrisiko durch die unkontrolliertere Bewegung als auch das geringere Potenzial für die Progression der Leistung des Stretch Reflexes verglichen mit der Leistungskraft einer willentlichen Muskelkontraktion.

Den Stretch Reflex gezielt in ein Trainingsprogramm zu integrieren ist eine sehr fortgeschrittene Technik. Sie erfüllt ihre Aufgaben insbesondere bei Übungen wie Klimmzügen und Kniebeugen bei fortgeschrittenen Athleten, wie in der Leichtathletik oder dem Gewichtheben.

Eine Pause am Umkehrpunkt von einer exzentrischen Kontraktion zu einer konzentrischen Kontraktion wie bei dem Klokov Squat reduziert den Stretch Reflex und zwingt den Trainerenden dazu, mehr Kontrolle zu entwickeln und mehr Muskelfasern zu rekrutieren.

DIE GESCHÄTZTE REDUZIERUNG DES STRETCH REFLEXES IN BEZIEHUNG ZUR PAUSE IST:

1 Sekunde - 50 bis 60 %

2 Sekunden - 80 bis 90 %

3 Sekunden - 100 %

Diese Zeiten können bei fortgeschrittenen Athleten mit einer hohen Maximalkraft variieren, da sie in der Lage sein können, den Stretch Reflex länger beizubehalten.

Ein weiterer Vorteil der Pause ist, dass es so leichter ist, die Technik und Haltung zu optimieren, besonders im unteren Bewegungsbereich. Bei der Optimierung der Körperhaltung in der untersten Position ist besonders die Ellbogenposition unter der Langhantel entscheidend, um den Brustkorb anzuheben, die horizontale Distanz zwischen der Langhantel und dem fünften Lendenwirbel - und damit die Belastung für den unteren Rücken – zu reduzieren und um mehr Fasern des Vastus medialis zu rekrutieren, der die Kniestreckung am tiefsten Punkt initiiert.

Der Klokov Squat ist eine fortgeschrittene Variante der Kniebeuge, um die Kontrolle sowohl in der exzentrischen Phase als auch in der tiefsten Position zu verbessern.

Ich verwende und empfehle, abhängig von Trainingsstatus, Ziel und Programm-Design, 5 bis 12 Sätze mit 1 Wiederholung mit einem 7610 Tempo mit 180 bis 240 Sekunden Pause zwischen den Sätzen für optimalen Trainingsreiz und konstante Progression.

Das 7610 Tempo ist eine exzentrische Phase von 7 Sekunden, gefolgt von einer 6-sekündigen Pause in der tiefsten Position und einer konzentrischen Phase von ungefähr einer Sekunde.

Der Spread – der Unterschied zwischen dem leichtesten und dem schwersten Satz einer Übung innerhalb einer Trainingseinheit – sollte beim Klokov Squat ca. 30 % betragen, um einen Reiz mit hoher Qualität und konstante Progression von Trainingseinheit zu Trainingseinheit zu gewährleisten.

DER KLOKOV SQUAT IST IDEAL FÜR DIE FOLGENDEN SZENARIEN:

- Um die Maximalkraft und Relativkraft zu erhöhen.
- Um ein Plateau bei Kniebeugen zu überwinden.
- Für Trainierende, deren limitierender Faktor die exzentrische Kontrolle ist.

- Für Trainerende, deren limitierender Faktor die Kontrolle und Körperhaltung in der tiefen Position ist.
- Für Athleten in Power Sportarten wie Diskuswerfen, Kugelstoßen und Bobfahren.
- Für Athleten in Sportarten mit Gewichtsklassen, die Maximalkraft aufbauen wollen, ohne ihr Körpergewicht zu erhöhen, wie beim Judo, Ringen und MMA.

DER MEDVEDEV SQUAT

Der konzentrische Anteil einer Übung ist der Teil, bei dem sich der Muskel verkürzt und das Gewicht angehoben wird. Der exzentrische Anteil einer Übung ist der Teil, bei dem sich der Muskel dehnt und das Gewicht abgesenkt wird.

Im Fall der Kniebeuge ist der exzentrische Anteil der Teil, bei dem man sich in die Hocke absenkt. Der exzentrische Teil der Bewegung produziert den meisten Muskelkater und den größten Wachstumsreiz und wird vom durchschnittlichen Trainierenden oftmals viel zu schnell ausgeführt.

Exzentrische Kontrolle ist die Basis, um die Maximalkraft zu erhöhen. Denn wenn man ein Gewicht nicht kontrollieren kann, kann man es nicht heben. »Langsamer runter« und Variationen dieses Satzes sind daher die häufigsten Coaching Cues im YPSI.

Eine sehr gute Variante für den fortgeschrittenen Trainierenden und ein Plateau-Buster für Übungen, bei denen man längere Zeit keinen Fortschritt verzeichnen konnte, sind betont langsame exzentrische Bewegungen. Eine Variation einer langsamen und kontrollierten Kniebeuge, die wir verwenden, ist der Medvedev Squat.

Der ehemalige sowjetische Gewichtheben-Coach Alexey Medvedev verordnete seinen Gewichthebern während Übungen wie dem Kreuzheben extrem langsame exzentrische Bewegungen von 8 bis 10 Sekunden Dauer, um mehr Maximalkraft zu entwickeln. Beim Medvedev Squat beträgt der exzentrische Teil 10 Sekunden. Diese Methode ist geeignet für jemanden, der das 1,5-Fache seines Körpergewichts oder mehr beugen kann, und ist besonders für diejenigen sinnvoll, denen es an exzentrischer Kontrolle und Tiefe bei der Kniebeuge mangelt.

Medvedev Squats werden für gewöhnlich für 5 bis 12 Sätze mit einer Wiederholung mit einem 10-0-1-0 Tempo mit 180 bis 240 Sekunden Pause zwischen den Sätzen ausgeführt.

Für diese Variante der Kniebeuge verwende ich immer das Mikroperiodisierungssystem, um schrittweise auf einen schweren Satz zu steigern. Mein bevorzugter Spread beträgt 30 %.

DER FRONT QUAD SQUAT

Der bereits vorgestellte Quad Squat ist eine fortgeschrittene Variante der Kniebeuge, bei der die Kniebeugen durch einen Keil - wie dem YPSI Squat Board - um ungefähr 15 cm erhöht sind und der Stand schulterbreit ist. Zusätzlich zu dem Back Quad Squat gibt es auch den Front Quad Squat, bei dem die Langhantel auf dem Schlüsselbein und der vorderen Schulter anstelle des Trapezius liegt.

DREI VORTEILE DES FRONT QUAD SQUAT

1. **Sehr großer Bewegungsbereich** - Erhöhte Fersen ermöglichen eine aufrechtere Haltung und erlauben so eine maximale Beugung im Kniegelenk, was dieses über seinen vollständigen Bewegungsbereich trainiert und kräftigt.

2. **Sehr hohe Rekrutierung des Vastus medialis** - Durch die Tatsache, dass der untere Rücken aufgrund der aufrechten Körperposition kaum in die Bewegung involviert ist, durch den größeren Beugungswinkel zwischen dem Oberkörper und dem Quadrizeps und wegen der Position der Langhantel vor dem Körper müssen die kniestreckenden Muskeln den Hauptteil der Arbeit verrichten. Da der Vastus medialis der primäre Kniestrecker unterhalb von 90°-Kniebeugung und speziell aus der vollen Kniebeugung ist, ist die Rekrutierung erhöht.

3. **Weniger Belastung auf dem unteren Rücken** - Aufgrund des sehr aufrechten Oberkörpers bei dem Front Quad Squat ensteht weniger Belastung auf dem unteren Rücken im Vergleich zu anderen Varianten der Kniebeuge. Insbesondere nach mehreren Phasen Kniebeugen oder Kreuzheben ist es wichtig, dem unteren Rücken eine Pause zu geben, ohne das Beintraining zu vernachlässigen.

Variation ist einer der wichtigsten Faktoren für Fortschritt. Verschiedene Varianten der Kniebeuge sollten verwendet werden, um neue Reize im Training zu setzen. Wenn der Rücken eines Trainierenden ziemlich stark und der Vastus medialis der limitierende Faktor bei seiner Kniebeugenleistung und -ausführung ist, ist der Front Quad Squat eine exzellente Wahl.

Alle genannten Varianten der Kniebeugen haben ihre Vorteile. Wann und mit wem welche Variante zur Anwendung kommt, entscheidet darüber, ob die Vorteile genutzt werden können. Es ist als Trainer wichtig, mehr als nur einen Hammer im Werkzeugkasten zu haben, da man sonst überall nur noch Nägel sieht. Es ist aber ebenfalls wichtig, bei den über Jahrzehnte bewährten Übungen zu bleiben, anstatt zu versuchen, den Hammer neu zu erfinden oder einen Nagel mit einem Schraubenzieher einschlagen zu wollen.

LH FRONT QUAD SQUAT

Position 1 und 3 – Start und Ende jeder Wiederholung

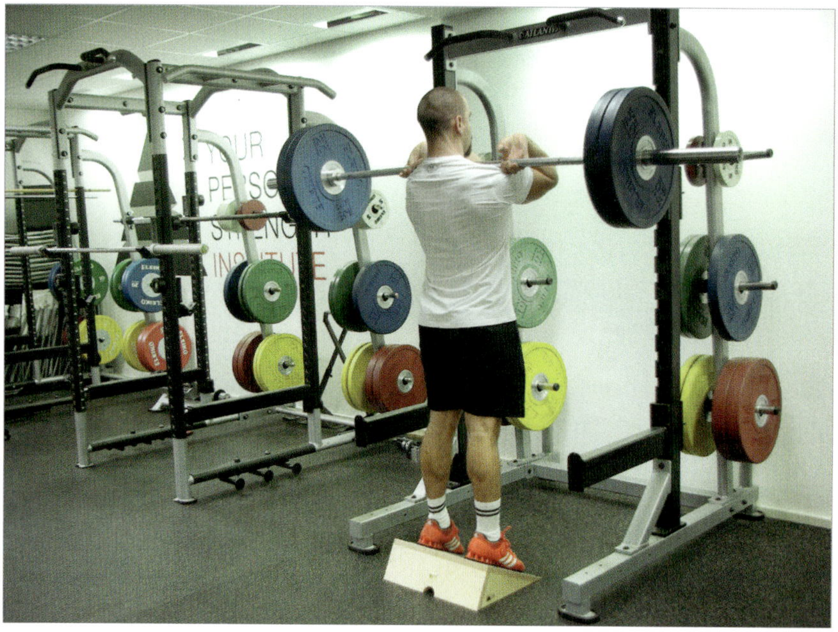

Position 2 – Umkehrpunkt jeder Wiederholung

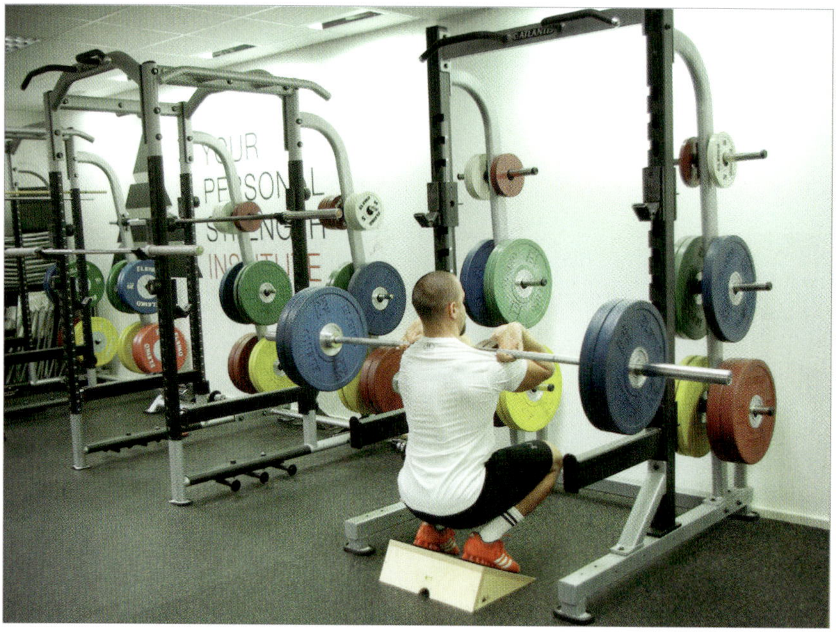

DIE MYOTATISCHE KNIEBEUGE

Die Myotatische Kniebeuge ist die am meisten fortgeschrittene Variante der in diesem Buch vorgestellten Kniebeugenvarianten. Diese myotatische Variante der Kniebeuge nutzt den Myotatischen Reflex (oder Stretch Reflex) zwischen exzentrischen und konzentrischen Kontraktionen. Ein Reflex ist eine unwillkürliche motorische Reaktion auf einen externen Reiz. Der Myotatische Reflex ist eine Kontraktion als Reaktion auf eine Dehnung innerhalb des Muskels. Es handelt sich dabei um einen monosynaptischen Reflex, der eine automatische Regulation der Skelettmuskellänge bewirkt. Wenn sich ein Muskel verlängert, wird die Muskelspindel gedehnt und ihre Nervenaktivität gesteigert. Dies erhöht die Aktivität der Alpha Motor Neuronen, was die Muskelfasern dazu bringt sich zu kontrahieren und somit der Dehnung zu widerstehen. Ein zweites Paar Neuronen bringt den gegenüberliegenden Muskel außerdem dazu, sich zu entspannen. Diese Prozesse laufen über das Rückenmark ab und finden nicht ausschließlich in den Muskeln selbst statt. Die dynamischen Eigenschaften des Myotatischen Reflexes trainieren und konditionieren die elastische Komponente des Muskels und der Faszie, was wichtig ist sowohl bei allen Leichtathletikdisziplinen als auch bei dem Sprint-Anteil des Bobfahrens beim Anschieben.

Die Myotatische Kniebeuge ist das Gegenteil des Klokov Squats. Beim Klokov Squat ist das Ziel die Elimination des Stretch Reflexes. Bei der Myotatischen Kniebeuge ist das Ziel, den Stretch Reflex zu nutzen, zu trainieren und zu entwickeln. Es handelt sich dabei um eine sehr fortgeschrittene Methode. Die Myotatische Kniebeuge ist spezifisch für Athleten, die ein hohes Maß an Elastizität in ihrem Sport benötigen. Bewegungsqualität und Kontrolle sind bei der Ausführung der Myotatischen Kniebeuge sehr entscheidend für maximalen Trainingseffekt und um ein Verletzungsrisiko zu minimieren. Die Verwendung des 1,5-fachen Körpergewichts als Zusatzgewicht in der regulären Kniebeuge sowie ausgezeichnete Mobilität und Kniebeugentechnik sind Voraussetzung für diese

Variante. Zu Beginn des Trainings sollte das Gewicht defensiv gewählt werden, um es im Verlauf einer Trainingseinheit und von Trainingseinheit zu Trainingseinheit progressiv zu steigern.

Eine myostatische Kontraktion wird in der vierstelligen Tempobeschreibung in Form eines »X« an zweiter Position, dem Umkehrpunkt zwischen exzentrischer zu konzentrischer Kontraktion, gekennzeichnet.

Die Integrierung der Myotatischen Kniebeuge in ein Trainingsprogramm kann zum Beispiel wie folgt aussehen:

BEISPIELTRAININGSPROGRAMM:

A LH MYOTATISCHE KNIEBEUGEN

5 Sätze à 3 bis 5 Wiederholungen, 3XX0 Tempo, 180 Sek. Pause

B LH KNIEBEUGEN

5 Sätze à 1 bis 3 Wiederholungen, 50X0 Tempo, 180 Sek. Pause

C LH MYOTATISCHE KNIEBEUGEN

3 Sätze à 4 bis 6 Wiederholungen, 3XX0 Tempo, 180 Sek. Pause

KAPITEL 10

ASSISTENZÜBUNGEN SOWIE IHRE VORTEILE UND ANWENDUNG

Keine Übung der Welt trainiert alle Muskeln über den kompletten Bewegungsbereich und überlädt die beteiligten Muskeln in verschiedenen Positionen. Auch nicht die Kniebeuge. Daher ist es entscheidend, ergänzende Assistenzübungen auszuführen.

Assistenzübungen haben die Aufgabe, die Leistung in der Zielübung zu verbessern, indem sie die daran beteiligten Muskeln isoliert stärker machen. Die schwachen Glieder der Kette sollen spezifisch gestärkt und so die ganze Kette stärker gemacht werden. Bei der Kniebeuge ist dies primär neben der Kraft des Beinbizeps, des lumbalen Erector spinae und des Quadrizeps auch die Beweglichkeit des Sprunggelenks. Folgende Assistenzübungen sind, je nach individuellem Schwachpunkt, eine sinnvolle Ergänzung zur Kniebeuge.

DIE 45° BACKEXTENSION

Die 45° Backextension ist eine meiner Lieblings-Assistenzübungen für die Kniebeuge, da die isometrische Kontraktion am obersten Punkt der Backextension den unteren Rücken in einem Winkel überlastet, der dem Winkel nahe kommt, in dem der untere Rücken ein limitierender Faktor für die Kniebeuge ist. Sie ist außerdem eine der Beinübungen, die nicht mit einem freien Gewicht kopiert werden kann, was der Grund dafür ist, dass ich jedem Personaltrainer, der ein Gym eröffnen möchte, empfehle, die 45° Backextension-Maschine als eines der ersten Geräte anzuschaffen.

45° BACKEXTENSION MIT KURZHANTEL

Position 1 und 3 – Start und Ende jeder Wiederholung

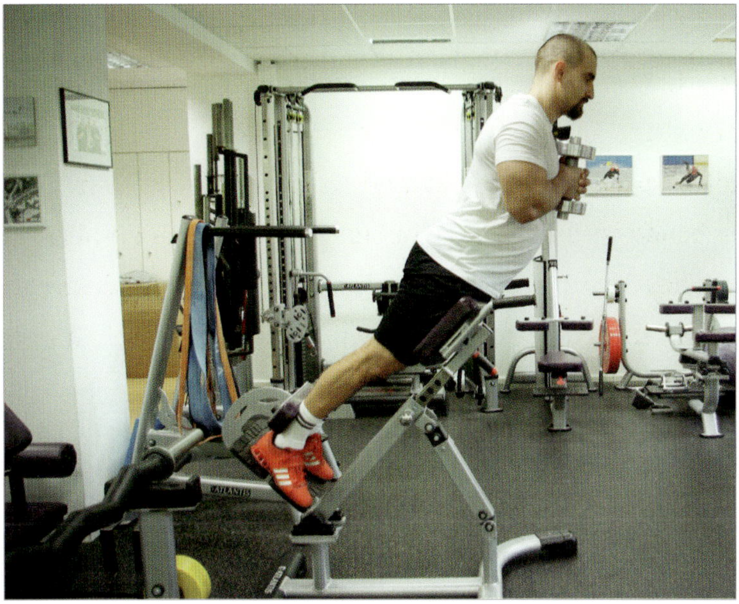

Position 2 – Umkehrpunkt jeder Wiederholung

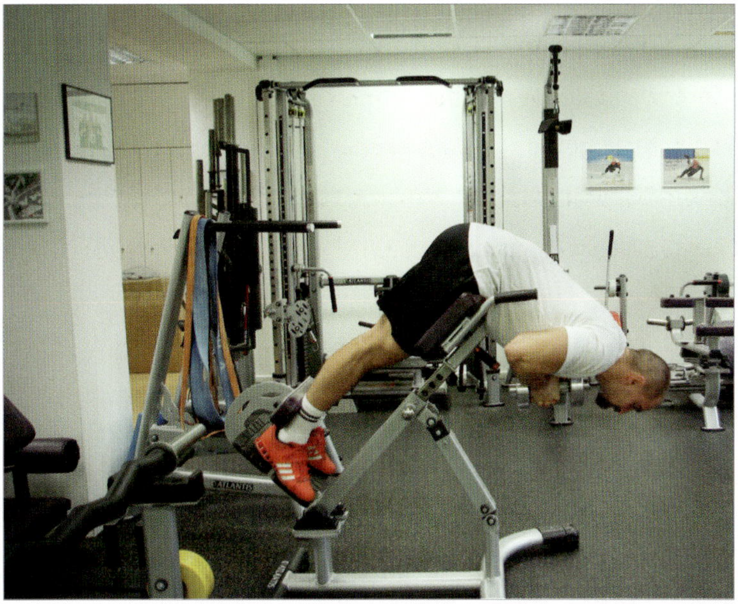

45° BACKEXTENSION MIT SZ-HANTEL

Position 1 und 3 – Start und Ende jeder Wiederholung

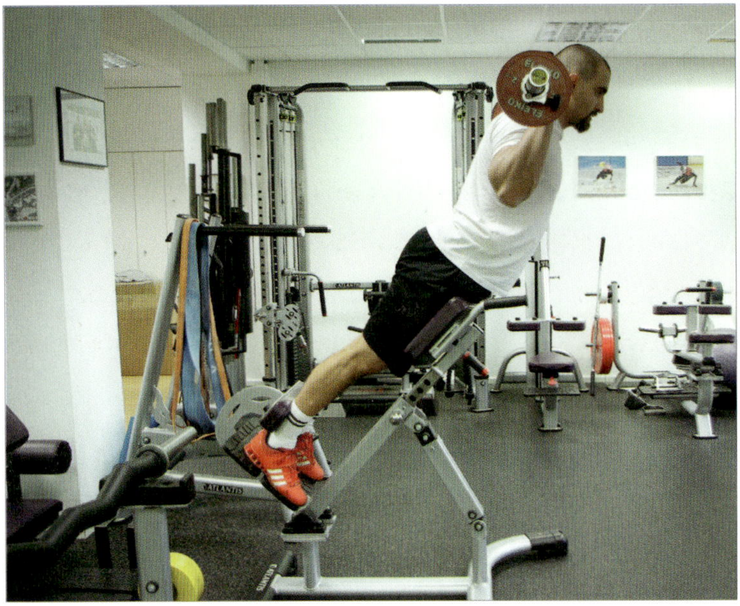

Position 2 – Umkehrpunkt jeder Wiederholung

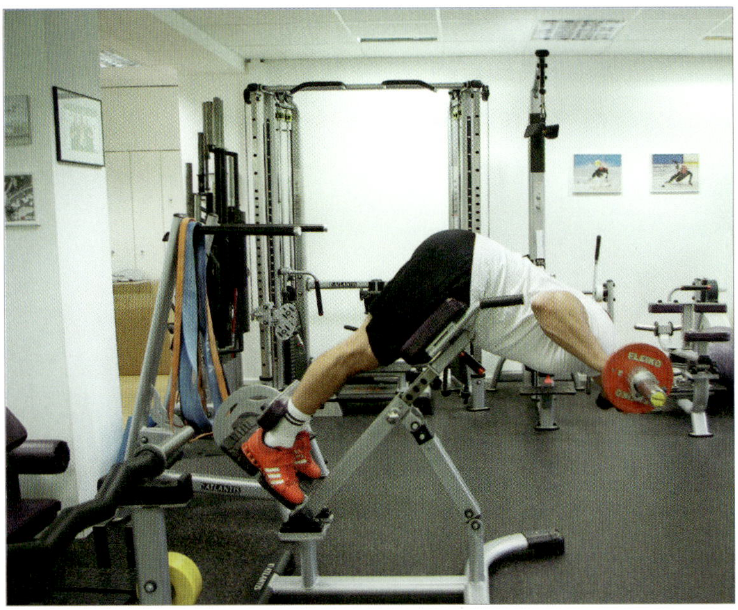

DAS BEINCURL

Beincurls trainieren primär den Beinbizeps in seiner Funktion als Knieflexor sowie Gastrocnemius und Popliteus, die beide den Beinbizeps bei der Knieflexion unterstützen. Für ein komplettes Training des Beinbizeps ist es notwendig, diesen in seinen beiden Funktionen zu trainieren: als Hüftstrecker wie bei der 45° Backextension, dem Rumänischen Kreuzheben und natürlich der Kniebeuge sowie als Kniebeuger durch Beincurls. Ein weiterer großer Vorteil von Beincurls ist, dass sie die hintere Kette trainieren, ohne den lumbalen Erector spinae zu involvieren, da dieser meist schon durch das Trainingsvolumen der Kniebeugen und anderer Assistenzübungen vorermüdet ist.

BEINCURLS, DORSIFLEX, ZEHEN NEUTRAL

Position 1 und 3 – Start und Ende jeder Wiederholung

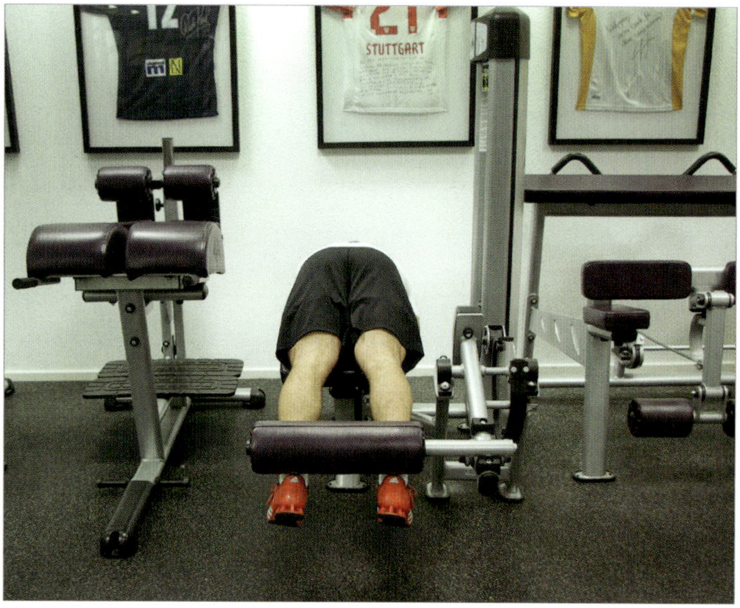

Position 2 – Umkehrpunkt jeder Wiederholung

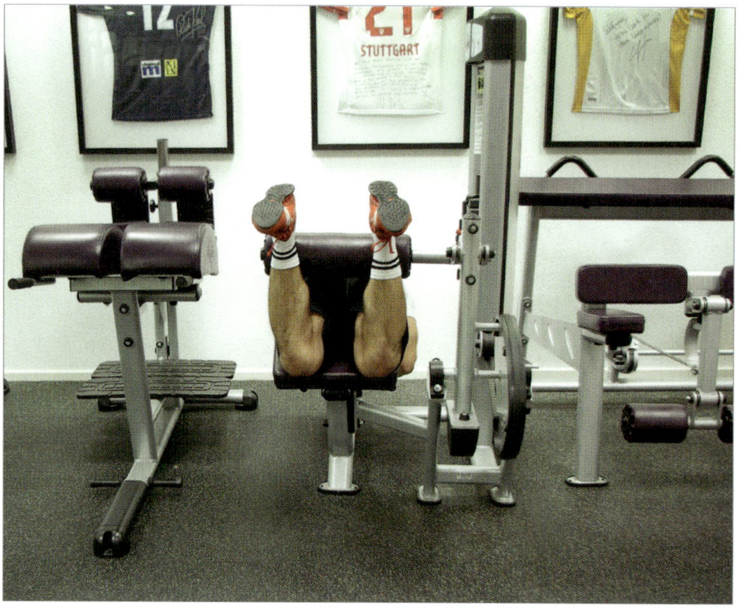

BEINCURLS, DORSIFLEX, ZEHEN NACH AUSSEN

Position 1 und 3 – Start und Ende jeder Wiederholung

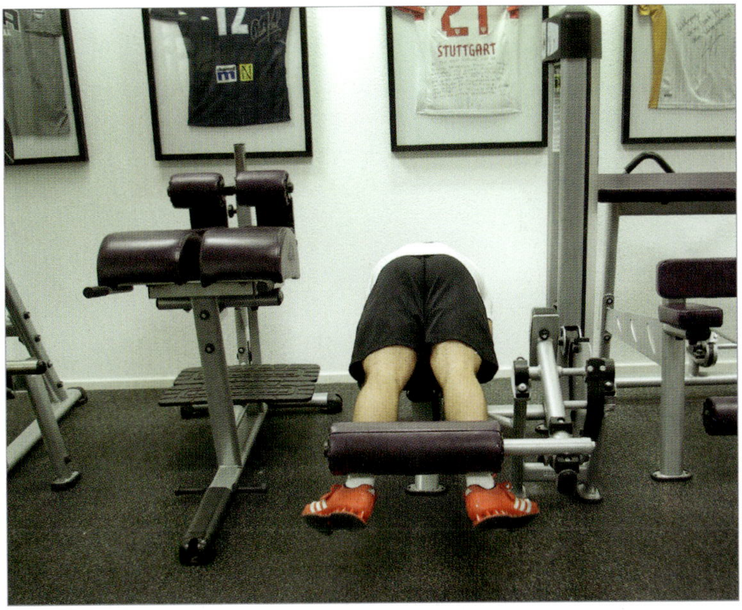

Position 2 – Umkehrpunkt jeder Wiederholung

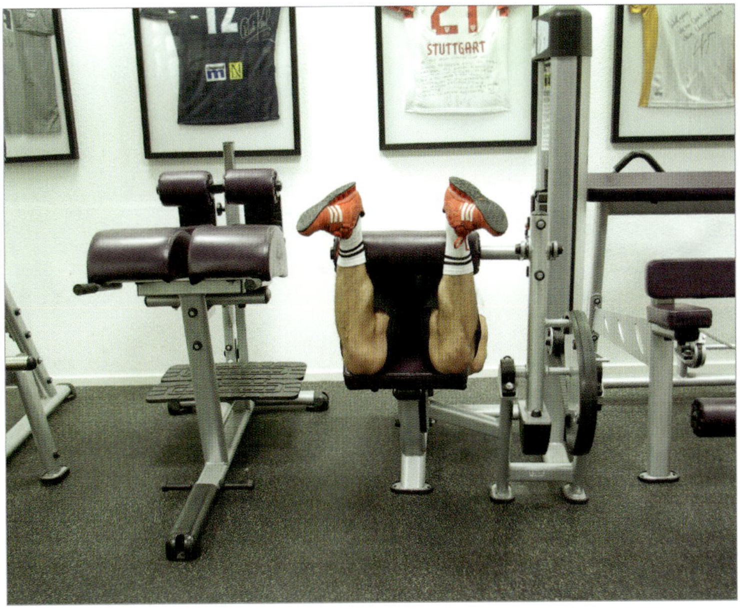

DAS RUMÄNISCHE KREUZHEBEN

Das Rumänische Kreuzheben *(Romanian Deadlift)* bekam seinen Namen von dem rumänischen Gewichtheber Nicu Vlad, der diese Übung während einer Tour durch die USA ausführte. Zu dieser Zeit hatte niemand diese Variante des Kreuzhebens zuvor gesehen, deshalb wurde sie einfach nach seiner rumänischen Herkunft benannt. Der Hauptunterschied zwischen dem Rumänischen und dem regulären Kreuzheben ist, dass das Rumänische Kreuzheben am obersten Punkt beginnt, nicht am Boden. Somit ist es technisch gesehen kein Kreuzheben *(Deadlift)*, da man kein »totes« Gewicht vom Boden beschleunigen muss, sondern jede Wiederholung durch Hüftflexion am obersten Punkt eingeleitet wird. Dazu schiebt man die Hüfte nach hinten und senkt die Langhantel bis zu einer vollen Dehnung des Beinbizeps ab, während das natürliche Hohlkreuz gehalten wird und die Knie maximal 15° gebeugt werden, um die Rekrutierung von Beinbizeps und Gluteus zu maximieren und Belastung vom unteren Rücken zu nehmen.

RUMÄNISCHES KREUZHEBEN MIT SCHULTERBREITEM GRIFF

Position 1 und 3 – Start und Ende jeder Wiederholung

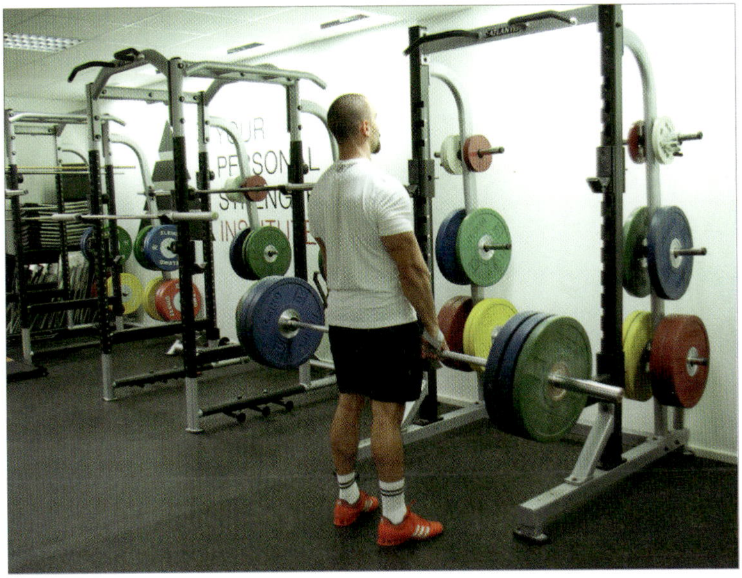

Position 2 – Umkehrpunkt jeder Wiederholung

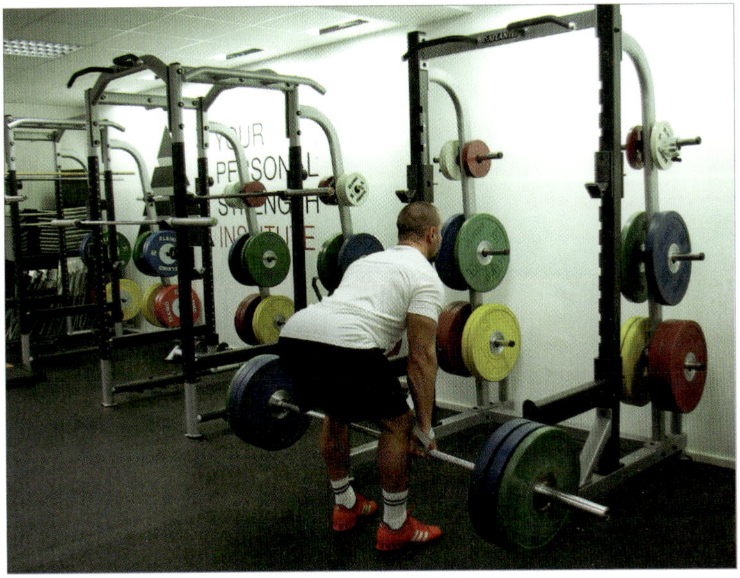

RUMÄNISCHES KREUZHEBEN MIT BREITEM GRIFF

Position 1 und 3 – Start und Ende jeder Wiederholung

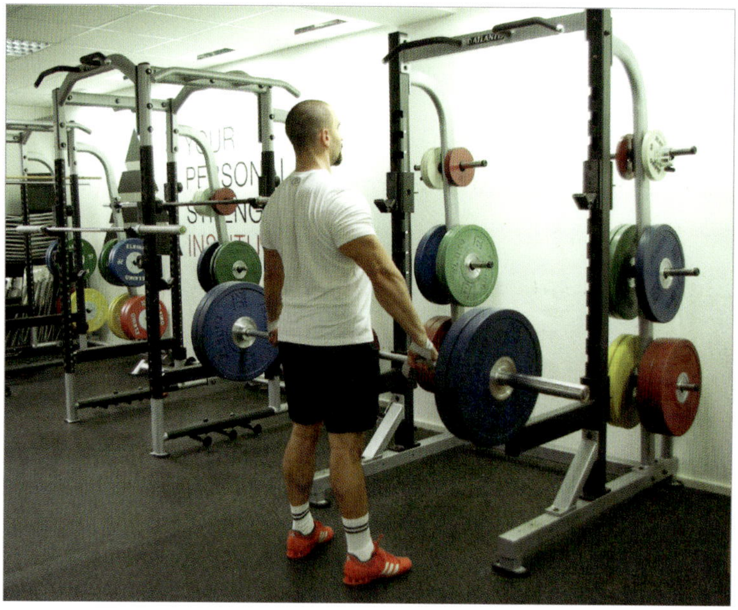

Position 2 – Umkehrpunkt jeder Wiederholung

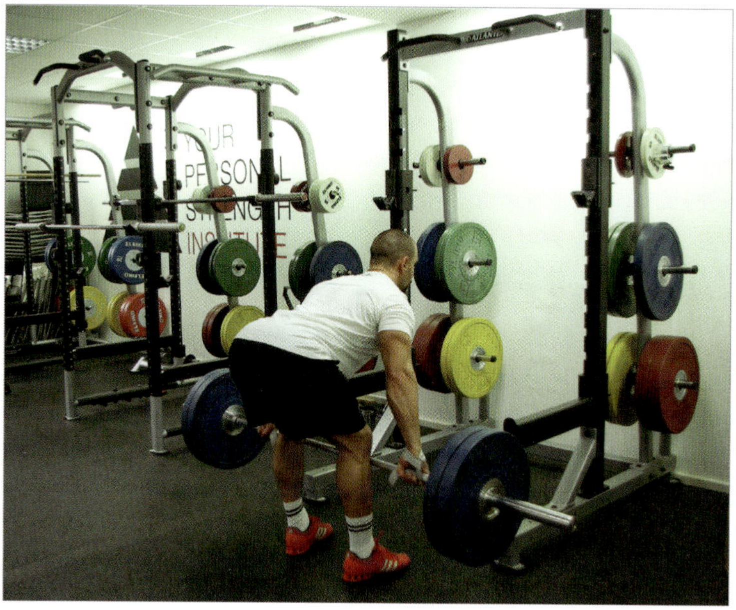

DAS STEHENDE WADENHEBEN

Das stehende Wadenheben kann für zwei primäre Aufgaben genutzt werden. Die erste Aufgabe lautet, die Wadenmuskulatur – den Soleus und den Gastrocnemius – zu stärken und zu konditionieren. Die zweite besteht darin, die Dorsiflexion des Sprunggelenks zu verbessern, welche einer der am häufigsten limitierenden Faktoren für optimale Kniebeugentechnik und -ausführung ist. Die Dorsiflexion des Sprunggelenks wurde in einer schwedischen Studie als einer der Hauptindikatoren für Kniegesundheit identifiziert, da die Mobilität eines Gelenks die Stabilität des Gelenks über und unter ihm beeinflusst. So verwende ich zur Verbesserung der Dorsiflexion des Sprunggelenks das Wadenheben, primär die Variante des Wadenhebens, bei der das Knie gestreckt ist, da bei ihr sowohl Gastrocnemius als auch Soleus gedehnt werden.

WADENHEBEN, STEHEND, ZEHEN NEUTRAL, SCHULTERBREITER STAND

Position 1 und 3 – Start und Ende jeder Wiederholung

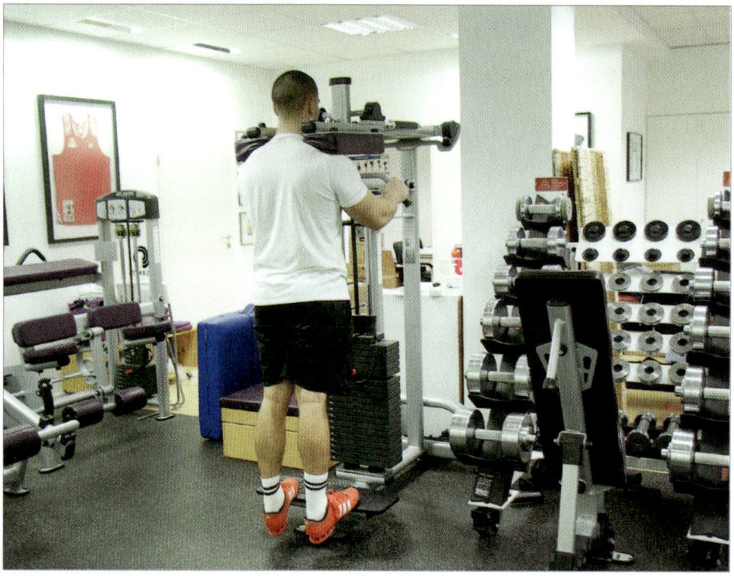

Position 2 – Umkehrpunkt jeder Wiederholung

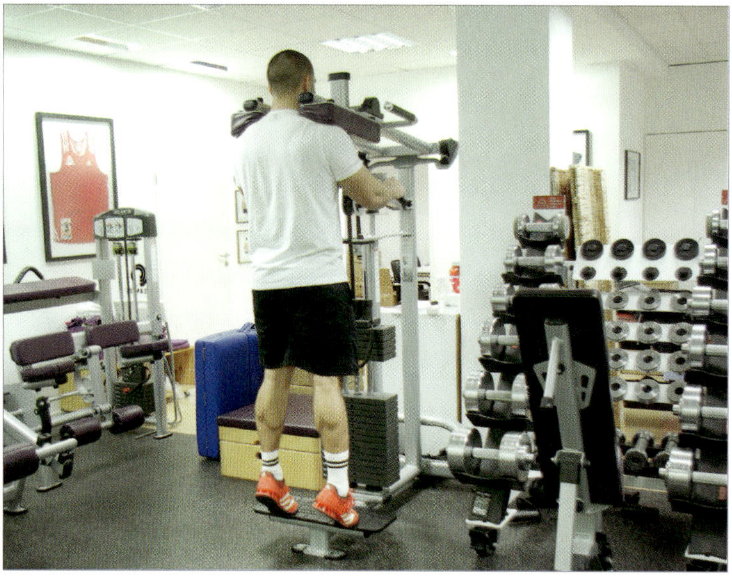

DER AB ROLLOUT

Der Ab Rollout ist eine von zwei Bauchübungs-Gruppen, die ich regelmäßig bei meinen Kunden und Athleten verwende. Diese Übung trainiert primär die Anti-Extensions-Funktion des Rectus abdominis. Sie ist außerdem eine der wenigen Übungen, bei der das Ziel nicht die Progression des verwendeten Widerstands ist. Stattdessen ziele ich darauf ab, die Rekrutierung der Muskulatur zu verbessern, indem das Volumen durch die Steigerung der Wiederholungen von Trainingseinheit zu Trainingseinheit erhöht wird. Das Ziel ist es, 25 Wiederholungen zu erreichen. Sobald man 25 Wiederholungen geschafft hat, kann die Übung gestrichen werden.

LH AB ROLLOUT

Position 1 und 3 – Start und Ende jeder Wiederholung

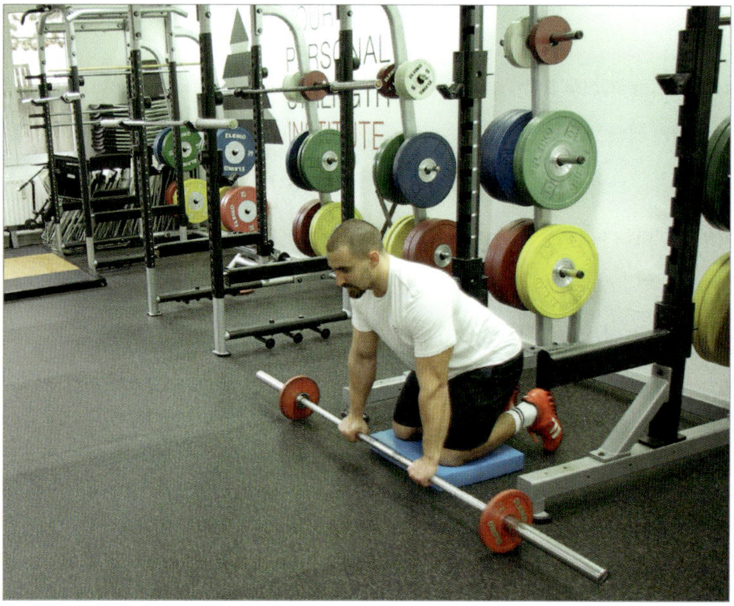

Position 2 – Umkehrpunkt jeder Wiederholung

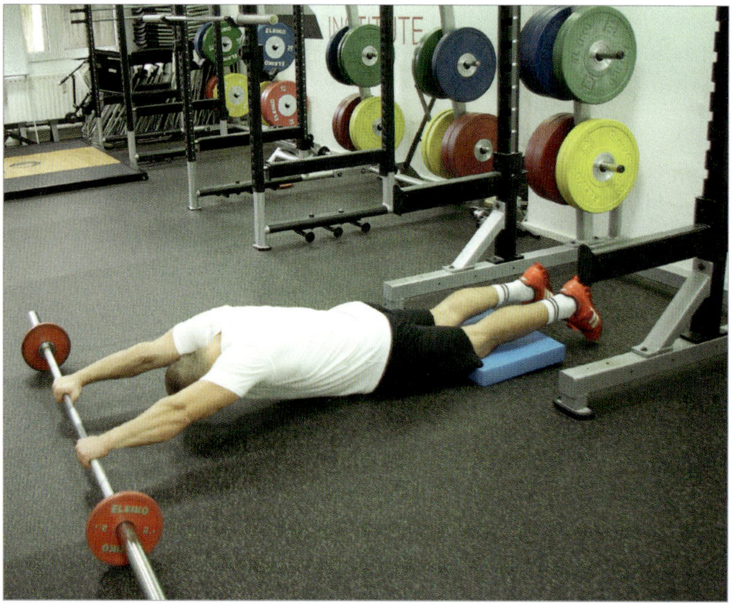

DER JUMP SQUAT

Der Jump Squat ist eine explosive Version der Kniebeuge. Er ist eine der wenigen Varianten der Kniebeuge, bei der eine volle Tiefe nicht entscheidend ist. Das Ziel ist die maximale Höhe des Sprungs, um die Beschleunigung der Knie- und Hüftstreckung zu trainieren. Man sollte nur so tief gehen, wie man muss, um die maximale Höhe zu erreichen. Tatsächlich ist es so, je weniger tief man gehen muss, umso höher die Athletik, da man in diesem Fall mehr die Elastizität der Faszien nutzt, anstatt dass mehr Muskelfasern feuern, um die maximale Höhe zu erreichen. Das verwendete Gewicht sollte relativ leicht sein. Eine Richtlinie ist 20 % des (geschätzten) 1 RM von der Kniebeuge. Es gibt außerdem zwei Varianten. Bei der einen findet nach jeder Wiederholung ein Reset statt, bei der anderen ist eine minimale Bodenkontaktzeit zwischen den Wiederholungen das Ziel. Letztere wird die Elastizität in einem viel größeren Maße trainieren, sie erfordert ebenfalls viel mehr Athletik, um eine minimale Ermüdung und Reduktion der Sprunghöhe zwischen den Wiederholungen sicherzustellen. Diese Variante habe ich in der Vergangenheit erfolgreich in der Arbeit mit einem 110-m-Hürdenläufer verwendet, mit dem ich in Vorbereitung auf die Olympischen Spiele 2016 in Rio zusammengearbeitet habe. Er machte Sätze mit 10 Wiederholungen – da er während des Rennens über 10 Hürden springen muss – mit minimaler Bodenkontaktzeit und so gut wie keiner Reduktion der Sprunghöhe von Wiederholung zu Wiederholung innerhalb eines Satzes in den letzten Phasen vor den Olympischen Spielen. Die erstgenannte Variante, bei der man zwischen jeder Wiederholung einen Reset einfügt, erhöht die Rekrutierung der Fast-Twitch-Fasern und hat einen aktivierenden Effekt auf das Nervensystem.

LH JUMP SQUAT

Position 1 – Start jeder Wiederholung

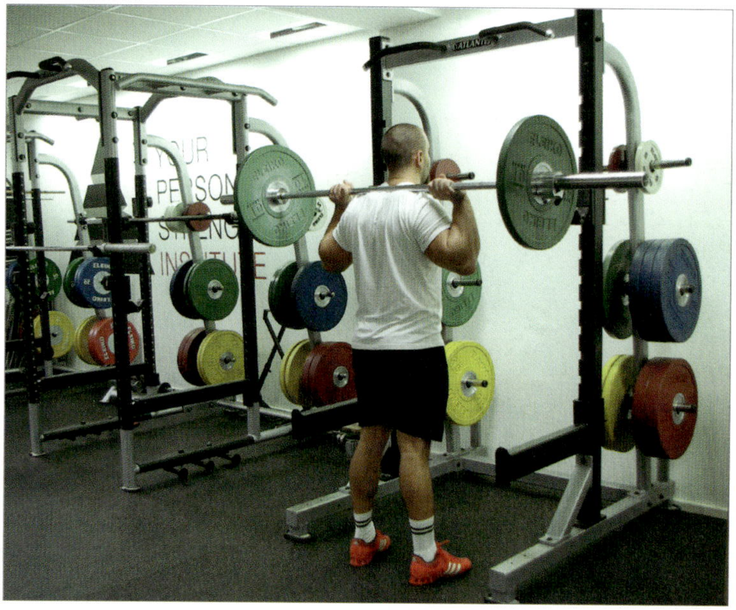

Position 2 – Umkehrpunkt jeder Wiederholung

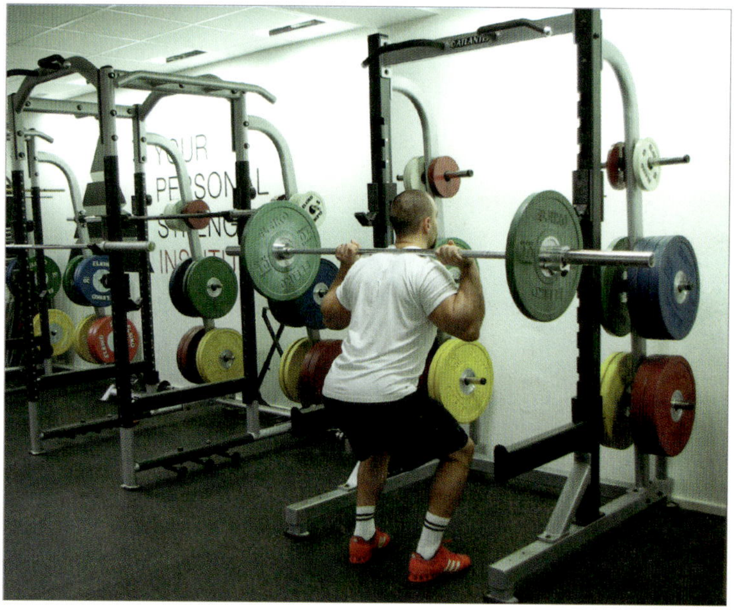

Position 3 – Oberster Punkt jeder Wiederholung

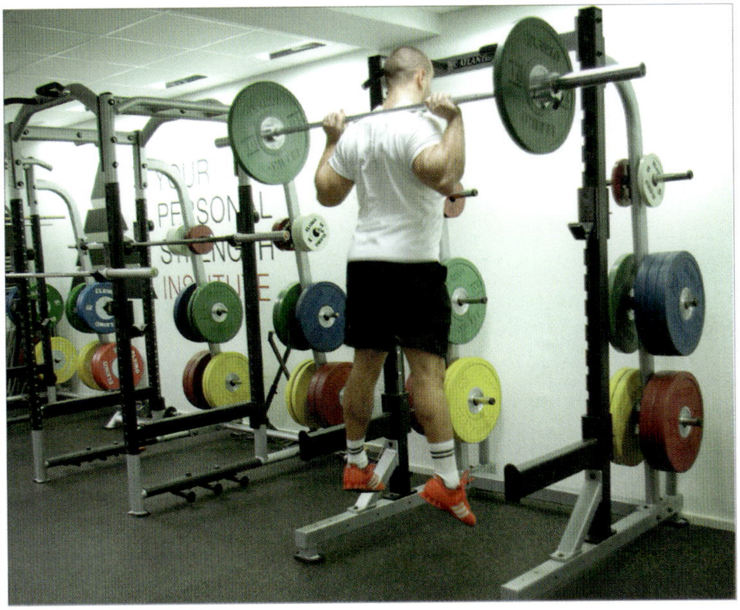

Position 4 – Ende der Wiederholung

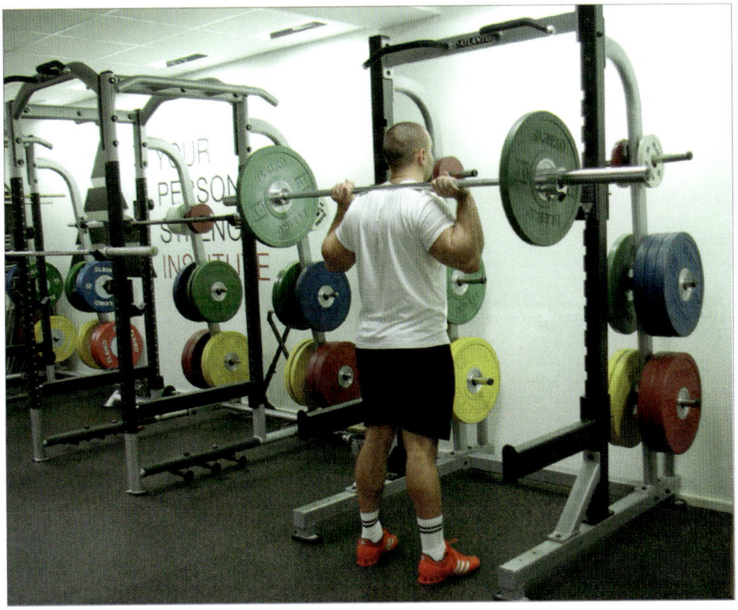

KAPITEL 11

METHODEN

Methoden zum Aufbau von Kraft und Muskelmasse gibt es viele. Das Internet ist voll davon, und alle versprechen Erfolg. Doch die wenigsten davon funktionieren in der Praxis so gut, wie sie für den Laien auf dem Papier aussehen. Entscheidend für die Sinnhaftigkeit einer Methode ist eine konstante Progression. Grundlage einer erfolgreichen Methode ist, dass man seine Leistung mit einem Programm von jeder Trainingseinheit zur nächsten Trainingseinheit steigern kann. Das heißt, dass man in jeder Trainingseinheit das Gewicht oder die Wiederholungsanzahl erhöht. Viele Programme ermöglichen dies nicht – eine Erfahrung, die schon jeder Trainierende gemacht hat. Es gibt einige bewährte Methoden, die – auch in modifizierter Form – für jeden Trainierenden Erfolg bringen. Es gibt jedoch nicht die eine beste Methode. Wie gut eine Methode ist, entscheidet einzig und allein der Fortschritt, den sie ermöglicht. Viele Wege führen nach Rom. Noch mehr Wege führen nicht nach Rom. Entscheidend ist es, in Rom anzukommen.

Sieben Methoden, die wir im YPSI konstant verwenden, da sie konstant Fortschritt bringen, sind:

DIE ATEMKNIEBEUGE

Ein Satz Kniebeugen mit 20 Wiederholungen am Ende einer Trainingseinheit. Die Atemkniebeuge wurde in den 1930er-Jahren populär, als sie in Artikeln der Magazine *Strength* und *Ironman* erstmalig erwähnt wurde. Es handelt sich dabei um eine tiefe Kniebeuge, die in einem Satz mit 20 Wiederholungen ausgeführt wird. Der Name Atemkniebeuge *(Breathing Squat)* bezieht sich auf die Pausen, die man zwischen den Wiederholungen machen darf/muss, um Luft zu holen und kurz in der vorteilhaftesten Position der Kniebeuge, am obersten Punkt, zu pausieren.

Es gibt zwei Möglichkeiten für die Pausen:

- Pause von bis zu drei Atemzügen zwischen jeder Wiederholung.

- Die Wiederholungen blockweise ausführen und zwischen den Blöcken atmen, z. B.
  5 Wiederholungen – Atempause
  5 Wiederholungen – Atempause
  4 Wiederholungen – Atempause
  3 Wiederholungen – Atempause
  2 Wiederholungen – Atempause
  letzte Wiederholung

Das klingt zunächst einmal einfach, entscheidend ist aber natürlich das gewählte Gewicht. Dieses sollte nicht leichter sein als das – zu dem Zeitpunkt der Übungsausführung mögliche – 12 RM des Trainierenden. Also ein Gewicht, das er an diesem Punkt der Trainingseinheit noch 12-mal mit sauberer Technik und gleichmäßigem 4010 Tempo ohne Atempausen bewegen könnte. Wenn das 12 RM des Trainierenden 70 kg beträgt, ist die Vorgabe, die Atemkniebeuge am Ende seines Unterkörpertrainings mit 70 kg auszuführen. Ziel ist es, mit dem aktuellen 12 RM 20 Wiederholungen zu machen – was durch die kurzen Intra-Satz-Pausen möglich ist.

Die Atemkniebeuge ist vor allem eine psychologische Herausforderung. Wenn das Gewicht passt, ist die Kraft nicht wirklich der limitierende Faktor, sondern das körperliche Unbehagen, der hohe Puls und die Atemfrequenz sowie die Gesamtbelastung auf den Körper. Im Englischen wird die Atemkniebeuge deshalb auch »Widowmaker« *(Witwenmacher)* genannt.

Im YPSI verwenden wir die Atemkniebeuge ausschließlich als letzte Übung einer Trainingseinheit. Wenn das Gewicht korrekt gewählt ist, sind weitere Übungen nicht sinnvoll.

BEISPIELPROGRAMM:

A LH KNIEBEUGEN, FERSEN ERHÖHT

6 Sätze à 2 bis 4 Wiederholungen, 5010 Tempo, 180 Sek. Pause

B1 BEINCURL, LIEGEND, DORSIFLEX, NEUTRAL

4 Sätze à 4 bis 6 Wiederholungen, 5010 Tempo, 100 Sek. Pause

B2 STEHENDES WADENHEBEN, SCHULTERBREIT, NEUTRAL

4 Sätze à 6 bis 8 Wiederholungen, 2210 Tempo, 100 Sek. Pause

C ATEMKNIEBEUGEN

1 Satz à 20 Wiederholungen, 4013 Tempo

(die 3 in der Tempobeschreibung steht für die Atempause in der Ausgangsposition)

GVT – GERMAN VOLUME TRAINING

10 Sätze à 10 Wiederholungen. Auch bekannt als 10-Satz-Methode. In den 1980er-Jahren wurde diese Methode von dem deutschen Gewichtheber-Trainer Rolf Feser verwendet und daraufhin weltweit populär. Er verwendete diese Methode in der Off-season mit seinen Athleten, um den unteren Rücken und die Gelenke seiner Gewichtheber zu entlasten und trotzdem progressiv zu trainieren und eine muskuläre Basis für die kommende Saison zu schaffen.

Im Grunde geht es darum, ein hohes submaximales Volumen zu bewältigen. Die ersten 4 bis 7 Sätze sind noch leicht. Es wird mit ca. 60 % des 1 RM gearbeitet, das Gewicht bleibt für alle Sätze identisch, auch wenn die Wiederholungszahl unter 10 sinkt (vgl. die Ausführungen zur Mikroperiodisierung in Kapitel 7). Werden 10 Sätze à 10 Wiederholungen erreicht, wird das Gewicht im nächsten Training um 2,5 kg oder mehr erhöht.

GVT ist ausgezeichnet für Kniebeugen. Eine Steigerung von Kraft, Hypertrophie und eine Verbesserung der Ausführung sind zu erwarten. Insbesondere als sehr gutes Techniktraining für Anfänger hat sich GVT in meiner Arbeit in den letzten 10 Jahren als Standard zur Steigerung der Kniebeugenleistung bewährt, da die Übung in jedem Training 100-mal ausgeführt wird.

Bei anderen Übungen findet diese Methode in meiner Arbeit nur selten bis nie Anwendung, da die Durchschnittsintensität zu gering ist und die 100 Wiederholungen ein zu hohes Volumen für kleinere Muskelgruppen darstellen.

BEISPIELPROGRAMM:

A LH KNIEBEUGEN, FERSEN ERHÖHT

10 Sätze à 10 Wiederholungen, 4010 Tempo, 180 Sek. Pause

B 45° BACKEXTENSION, KURZHANTEL VOR DER BRUST

3 Sätze à 8 bis 12 Wiederholungen, 2012 Tempo, 180 Sek. Pause

AGVT – ADVANCED GERMAN VOLUME TRAINING

10 Sätze à 5 Wiederholungen. Es wird mit ca. 72 % des 1 RM gearbeitet, das Gewicht bleibt wie beim GVT für alle Sätze identisch. Diese Variation des GVT ist ausgezeichnet für Kniebeugen sowie den Oberkörper. Aufgrund der geringeren Gesamtwiederholungen von nur 50 statt der 100 beim GVT ist die metabole Komponente des Programms deutlich geringer; das ermöglicht bei Kniebeugen eine höhere Steigerung der Kraftleistung und einem grundsätzlichen Fortschritt bei Oberkörperübungen wie Klimmzügen, Bankdrücken und Dips.

BEISPIELPROGRAMM:

A LH KNIEBEUGEN, FERSEN ERHÖHT

10 Sätze à 5 Wiederholungen, 5010 Tempo, 180 Sek. Pause

B 45° BACKEXTENSION, SZ-HANTEL IM NACKEN

3 Sätze à 6 bis 8 Wiederholungen, 3013 Tempo, 180 Sek. Pause

5 x 5

Fünf Sätze à fünf Wiederholungen. Ein Klassiker, mit dem man sowohl Kraft als auch Muskelmasse aufbaut und der vom ehemaligen Mr. Universum, Bodybuilder und Schauspieler Reg Park populär gemacht wurde. Reg Park war das Vorbild von Arnold Schwarzenegger und als einer der ersten Bodybuilder bekannt, der Muskelmasse durch die Verwendung höherer Gewichte aufgebaut hat. Es existieren mittlerweile verschiedene Versionen des 5 × 5.

Aus der Sicht der Mikroperiodisierung ist es eines der universellsten Satz-Wiederholungs-Schemen, da drei der vier Mikroperiodisierungs-Schemen dafür angewendet werden können. Man kann mit einem schweren Satz beginnen und von Satz zu Satz das Gewicht reduzieren, das identische Gewicht für alle Sätze verwenden oder sich auf einen schweren Satz steigern. Jedes dieser Mikroperiodisierungs-Schemen verändert den Trainingseffekt des 5 × 5 und kann so variabel auf Status und Ziel des Trainierenden angepasst werden. Diese Methoden werden in Kapitel 7 näher erläutert.

Ebenfalls ist 5 × 5 mit nur 25 Gesamtwiederholungen ein Satz-Wiederholungs-Schema mit geringem Volumen, das insbesondere in Zeiten suboptimaler Regeneration, hoher Alltagsbelastung und höherem Trainingsvolumen eines Sports noch konstante Fortschritte ermöglicht.

BEISPIELPROGRAMM:

A1 LH KNIEBEUGEN, FERSEN ERHÖHT

5 Sätze à 5 Wiederholungen, 5010 Tempo, 100 Sek. Pause

A2 BEINCURL, LIEGEND, DORSIFLEX, ZEHEN NACH AUSSEN

5 Sätze à 5 Wiederholungen, 5010 Tempo, 100 Sek. Pause

B1 RUMÄNISCHES KREUZHEBEN, SCHULTERBREITER GRIFF, PAUSIERT

4 Sätze à 6 bis 8 Wiederholungen, 4210 Tempo, 90 Sek. Pause

B2 STEHENDES WADENHEBEN, SCHULTERBREIT, NEUTRAL

4 Sätze à 8 bis 10 Wiederholungen, 2111 Tempo, 90 Sek. Pause

ASCENDING STEPLOADING

Der englische Begriff Ascending Steploading steht für »ansteigende« *(Ascending)* »Stufenladung« *(Steploading)*. So steigt die Intensität in Stufen an, indem man 1 bis 3 Sätze der identischen Wiederholung durchführt und dann den Anstieg auf eine »Stufe« bzw. einen Intensitätsblock unternimmt und die Wiederholungen verringert. Die Methode ist mit verschiedenen Satz- und Wiederholungszahlen möglich. Optionen sind unter anderem:

5 Sätze mit 8, 6, 6, 4, 4 Wiederholungen

6 Sätze mit 7, 7, 5, 5, 3, 3 Wiederholungen

6 Sätze mit 6, 6, 4, 4, 2, 2 Wiederholungen

7 Sätze mit 4, 4, 3, 3, 2, 2, 2 Wiederholungen

In diesem Fall sind es 6 Sätze mit 6, 6, 4, 4, 2, 2 Wiederholungen. Die Intensität und damit das verwendete Gewicht steigen im Verlauf der Sätze an. Diese Methode eignet sich sehr gut, um dem Trainierenden Selbstvertrauen für die Gewichtssteigerung zu geben. Ziel ist es, sich auf eine hohe Intensität hochzuarbeiten und dabei trotzdem das Gesamtvolumen höher zu halten – für mehr mechanischen Schaden und Hypertrophie.

BEISPIELPROGRAMM:

A LH FRONTKNIEBEUGEN, FERSEN ERHÖHT

6 Sätze à 6, 6, 4, 4, 2, 2 Wiederholungen, 4010 Tempo, 180 Sek. Pause

B BEINCURL, LIEGEND, DORSIFLEX, ZEHEN NEUTRAL

4 Sätze à 4 bis 6 Wiederholungen, 4010 Tempo, 180 Sek. Pause

C 45° BACKEXTENSION, SZ-HANTEL IM NACKEN

3 Sätze à 6 bis 8 Wiederholungen, 3013 Tempo, 180 Sek. Pause

CLUSTER-TRAINING

Fünf Sätze à (1, 1, 1, 1, 1) Wiederholungen. Diese Methode wurde in den 1970er-Jahren vom US-Weightlifting Coach Carl Miller entwickelt. Das Wort Cluster bedeutet so viel wie »Gruppierung«. Im Training sieht dies so aus, dass eine »Gruppierung« von fünf einzelnen Wiederholungen mit 10 bis 15 Sekunden zwischen den einzelnen Wiederholungen als ein Satz durchgeführt wird. Bei 5 Sätzen sind das insgesamt 25 Wiederholungen mit über 85 bis 90% des 1RM und somit mehr Volumen im hohen Intensitätsbereich, als wenn alle fünf Wiederholungen direkt in Folge ausgeführt werden. Auch hier macht es aus neurologischer Sicht Sinn, mit 80% des 1RM zu beginnen und sich anschließend auf einen schweren Satz zu steigern. Die Pause zwischen den einzelnen Wiederholungen ist abhängig von der Faserverteilung des Trainierenden.

BEISPIELPROGRAMM:

A LH KNIEBEUGEN

5 Sätze à (1, 1, 1, 1, 1) Wiederholungen, 5010 Tempo, 240 Sek. Pause

B RUMÄNISCHES KREUZHEBEN, BREITER GRIFF

4 Sätze à 4 bis 6 Wiederholungen, 4010 Tempo, 180 Sek. Pause

WAVE LOADING

Das Wave Loading ist eine im Gewichtheben favorisierte Methode. Sie fand vor allem bei den sehr erfolgreichen bulgarischen Gewichthebern viel Anwendung. Die Wiederholungen sind über die Satzzahl wellenförmig angeordnet. Optionen sind unter anderem:

6 Sätze à 7, 5, 3, 7, 5, 3 Wiederholungen

6 Sätze à 6, 4, 2, 6, 4, 2 Wiederholungen

9 Sätze à 5, 3, 1, 5, 3, 1, 5, 3, 1 Wiederholungen

12 Sätze à 3, 2, 1, 3, 2, 1, 3, 2, 1, 3, 2, 1 Wiederholungen

Durch die Steigerung des Gewichts für drei Sätze und dann die folgende Reduktion des Gewichts für den darauffolgenden Satz kommt es von Welle zu Welle zu einer sogenannten posttetanischen Aktivierung – einem aktivierenden Effekt auf das Nervensystem –, wodurch es dem Trainierenden möglich wird, in der folgenden Welle mehr Gewicht zu verwenden als in der vorherigen Welle.

BEISPIELPROGRAMM:

A LH FRONTKNIEBEUGEN

12 Sätze à 3, 2, 1, 3, 2, 1, 3, 2, 1, 3, 2, 1 Wiederholungen, 50X0 Tempo, 180 Sek. Pause

KAPITEL 12

TOOLS

Tools *(Werkzeuge)* sind technische Hilfsmittel, die für Variationen der Kniebeuge eingesetzt werden, um bestimmte Effekte zu erreichen und so ein Plateau in der Leistung des Trainierenden zu durchbrechen. Wenn die Kniebeugenleistung eines Trainierenden bei 6 Wiederholungen mit 80 kg festhängt, hat dieser kein Plateau, bei dem der Einsatz von Tools notwendig wäre – er trainiert aller Wahrscheinlichkeit nicht häufig genug oder seine Regeneration ist nicht optimal. Die Verwendung von Tools ist abhängig vom Trainingsstatus. Primärer Indikator für den Trainingsstatus ist die Maximalkraft. Um eine Kniebeuge von 80 kg auf 120 kg zu steigern, sind keine der folgend vorgestellten Tools notwendig, sondern regelmäßiges, progressives Training, gutes Essen und guter Schlaf.

Um eine Kniebeuge von 120 kg auf 160 kg und darüber hinaus zu steigern, müssen jedoch andere Methoden zum Einsatz kommen als bei der Steigerung von 80 kg auf 120 kg, so wie in der Schule der Einsatz von Tools an die Entwicklung der Schüler angepasst ist: Die weniger komplexen Lehrinhalte in der Grundschule werden mit einfacheren Tools unterrichtet als die fortgeschrittenen Inhalte in der Oberstufe. Die folgenden Tools sind fortgeschrittene Techniken für fortgeschrittene Trainierende mit höherer Maximalkraft. Zu oft werden sie zu früh eingesetzt und verfehlen damit ihren Zweck. Doch auch hier gibt es Unterschiede. Gewichtheberschuhe beispielsweise können schon früh eingesetzt werden, während das Full Speed Device ein sehr fortgeschrittenes Tool ist.

KETTEN UND BÄNDER

Der Gebrauch von Ketten und Gummibändern im Krafttraining wurde in den 1990er-Jahren von Louie Simmons (Westside Barbell, Columbus, Ohio) unter dem Begriff »accommodating resistance« *(angepasster Widerstand)* populär gemacht. Ketten und Bänder beeinflussen die Widerstandskurve und passen diese im Idealfall der Kraftkurve an. Zur Erklärung:

Widerstandskurve: Diese Kurve bestimmt, wie sich der Widerstand während der konzentrischen Phase der Wiederholung verändert. Die Widerstandskurve verläuft meist gleichmäßig und kann durch Ketten und Bänder in eine ansteigende Kurve modifiziert werden.

Kraftkurve: Diese Kurve bestimmt, wie sich das Kraftlevel während der konzentrischen Phase der Wiederholung verändert. Die Kraftkurve kann ansteigend (Kniebeugen und Bankdrücken), absteigend (Klimmzüge) oder glockenförmig (stehende Bizepscurls) sein.

Ketten und Bänder sind ausgezeichnet für Übungen mit einer ansteigenden Kraftkurve wie Bankdrücken, Kniebeugen und Kreuzheben, um die Widerstandskurve so zu verändern, dass sie ebenfalls ansteigt. Beispiel: Kniebeugen haben eine ansteigende Kraftkurve, das heißt, im oberen Teil ist man stärker als im unteren. Hängt man an die beiden Enden der Langhantel bis zum Boden reichende Ketten, so ändert sich die Widerstandskurve zu einer ansteigenden. Je weiter man die Langhantel anhebt, desto mehr Glieder der Ketten heben sich vom Boden ab – das Gewicht wird schwerer, und es erhöht sich der Widerstand. Im Umkehrschluss sind der klassische Gebrauch von Ketten (Ketten berühren den Boden) oder Bändern bei Übungen mit abnehmender Kraftkurve wie Curls und Rudern kontraproduktiv: Die Muskeln würden so über einen kleineren Teil des Bewegungsradius überlastet, womit der Trainingseffekt sinkt.

Der Unterschied zwischen Ketten und Bändern besteht darin, dass Ketten eine gleichmäßige Gewichtssteigerung – jedes Glied der Kette hat das identische Gewicht – bewirken, während Bänder eine exponentielle Gewichtssteigerung – mit jedem Zentimeter, um den das Band gedehnt wird, steigt der Widerstand stärker an – bewirken.

BEISPIELPROGRAMM:

A LH KNIEBEUGEN MIT BÄNDERN

5 Sätze à (1, 1, 1, 1, 1) Wiederholungen, 5010 Tempo, 240 Sek. Pause

B RUMÄNISCHES KREUZHEBEN, BREITER GRIFF

4 Sätze à 6 Wiederholungen, 4010 Tempo, 180 Sek. Pause

KNIEBEUGEN MIT KETTEN

Position 1 und 3 – Start und Ende jeder Wiederholung

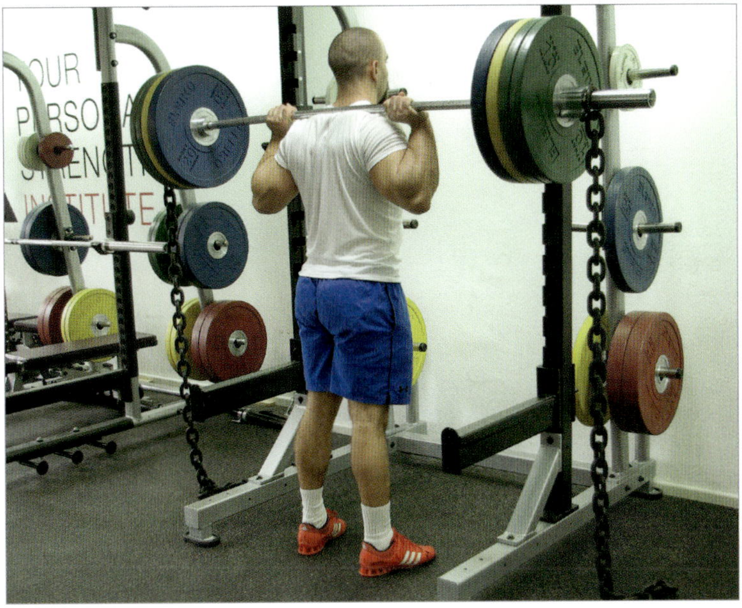

Position 2 – Umkehrpunkt jeder Wiederholung

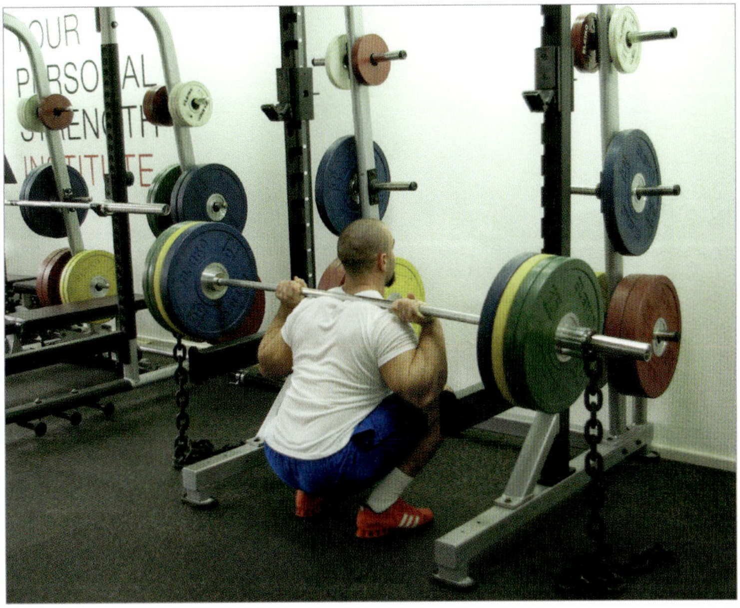

KNIEBEUGEN MIT BÄNDERN

Position 1 und 3 – Start und Ende jeder Wiederholung

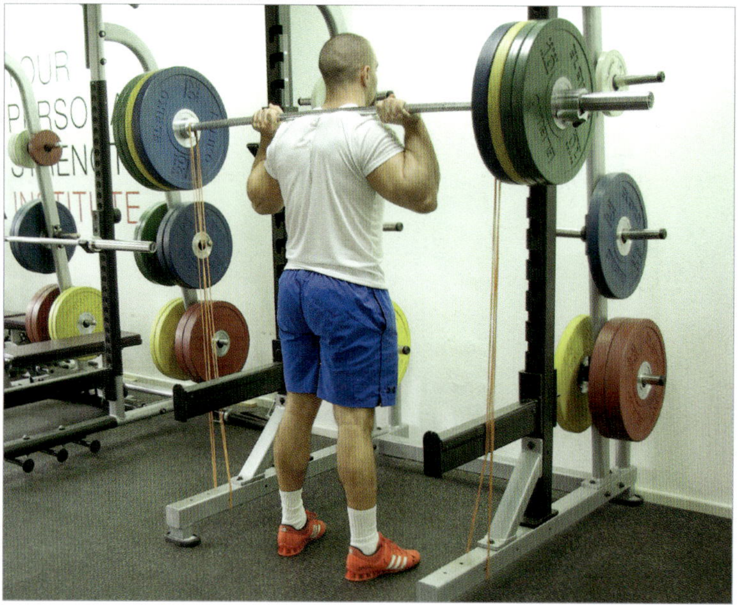

Position 2 – Umkehrpunkt jeder Wiederholung

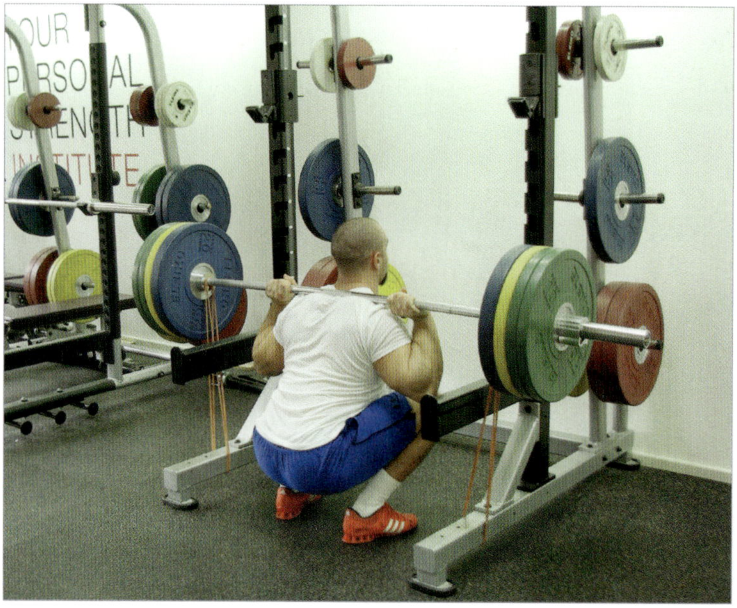

EXZENTRISCHE HAKEN

Exzentrische Haken ermöglichen eine Überladung des exzentrischen Anteils der Bewegung (dem Absenken des Gewichts). Sobald die außen an der Langhantel befestigten Haken Bodenkontakt bekommen, haken sie sich automatisch von der Stange ab und der Trainierende kann die konzentrische Phase der Bewegung nun mit weniger Gewicht absolvieren. Die ist besonders sinnvoll, um das Kraftdefizit - das ist der Unterschied zwischen konzentrischer und exzentrischer Kraft - zu vergrößern. Ein höheres Kraftdefizit ist entscheidend für die exzentrische Kontrolle und wichtig zur Verletzungsprävention, vor allem in Sportarten mit hohen exzentrischen Kräften wie Weitsprung sowie Sportarten, in denen statistisch gesehen mangelnde exzentrische Kraft ein primär limitierender Faktor ist, wie zum Beispiel im Fußball.

BEISPIELPROGRAMM:

A LH MEDVEDEV KNIEBEUGEN MIT EXZENTRISCHEN HAKEN

10 Sätze à 1 Wiederholung, 10-0-1-0 Tempo, 240 Sek. Pause

KNIEBEUGEN MIT EXZENTRISCHEN HAKEN

Position 1 – Ende jeder Wiederholung

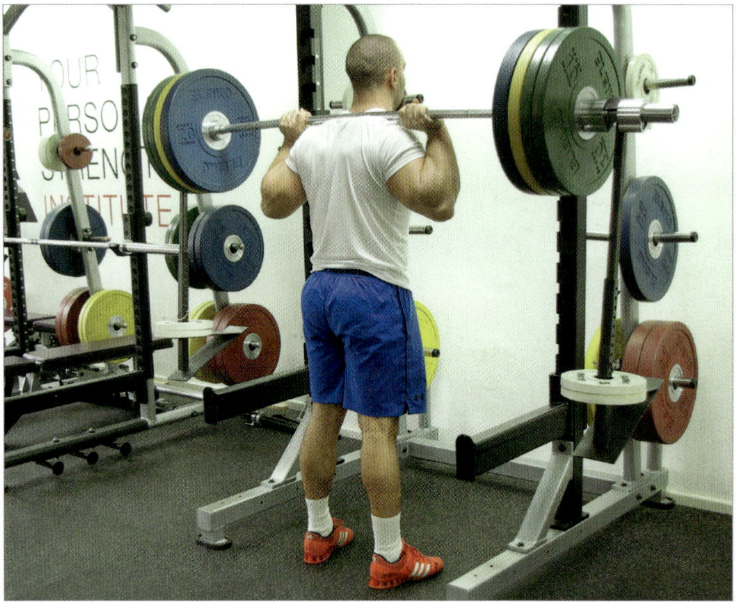

Position 2 – Umkehrpunkt jeder Wiederholung

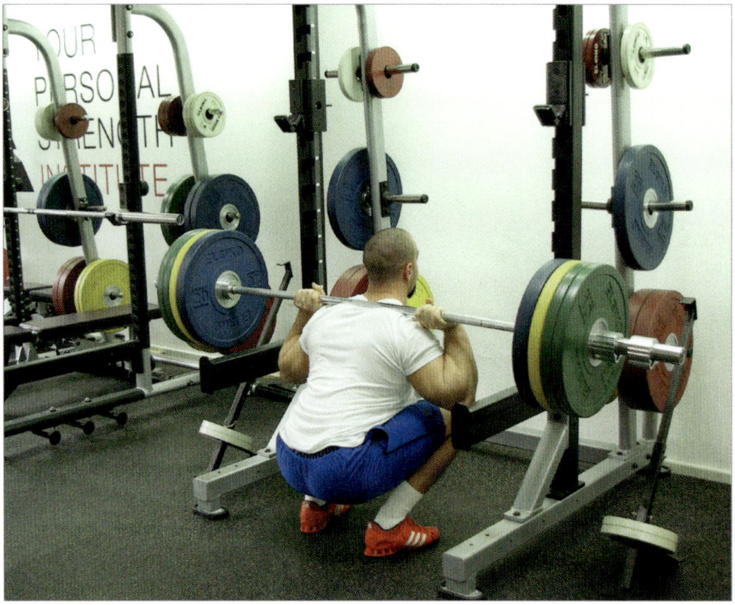

Position 3 – Ende jeder Wiederholung

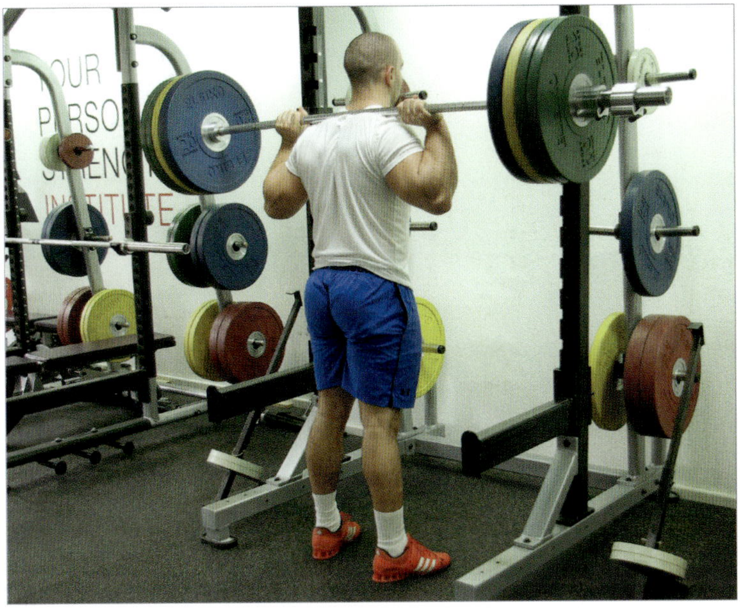

FULL SPEED DEVICE

Das Full Speed Device ist ein fortgeschrittenes Trainingstool, um Sticking Points bei Extensions-Übungen wie Kniebeugen und Bankdrücken zu überwinden. Ein Sticking Point ist der Bereich im Bewegungsablauf einer Übung, an dem die konzentrische Wiederholung deutlich schwerer durchzuführen ist oder an dem der Trainierende sogar scheitert.

Beim Full Speed Device handelt es sich ebenfalls um ein an den Enden der Langhantel befestigtes Trainingstool, an dem zusätzliches Gewicht hängt. Im Gegensatz zu den exzentrischen Haken löst sich dieses Gewicht jedoch nicht komplett von der Stange, sobald es den Boden berührt, sondern es kann individuell eingestellt werden, ab welchem Punkt der konzentrischen Phase es sich wieder vom Boden abhebt und somit auch wieder als zusätzliche Last auf der Stange ist. Durch diese plötzliche Steigerung des Gewichts, sobald das Full Speed Device den Boden verlässt, lernen das Nervensystem und die Muskulatur, gegen Widerstand zu beschleunigen und so einfach Sticking Points zu überwinden.

BEISPIELPROGRAMM:

A LH KNIEBEUGEN MIT FULL SPEED DEVICE

6 Sätze à 6, 6, 4, 4, 2, 2 Wiederholungen, 5010 Tempo, 180 Sek. Pause

B BEINCURL, LIEGEND, DORSIFLEX, ZEHEN NACH AUSSEN

4 Sätze à 4 bis 6 Wiederholungen, 4010 Tempo, 180 Sek. Pause

Position 1 und 3 – Start und Ende jeder Wiederholung

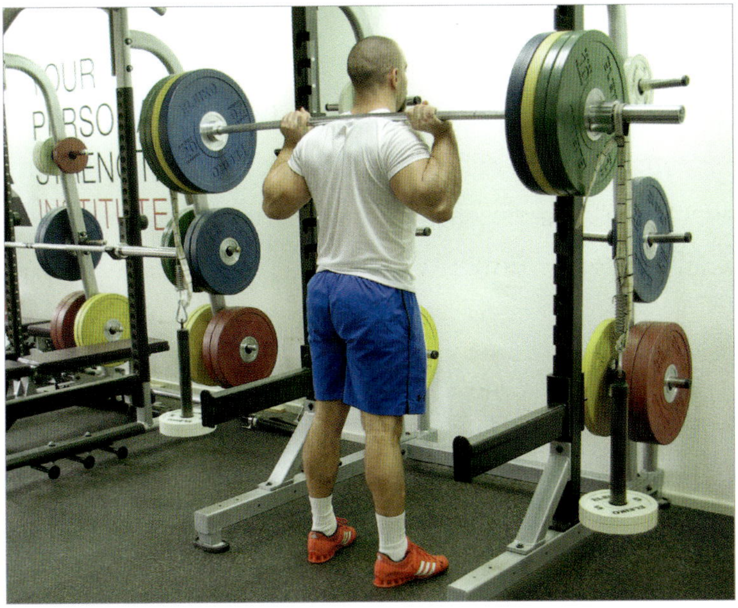

Position 2 – Umkehrpunkt jeder Wiederholung

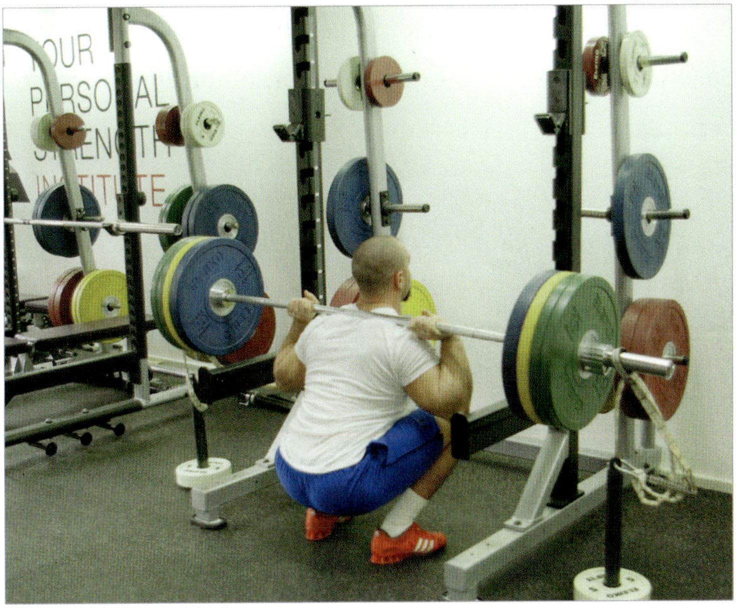

YPSI SQUAT BOARD

Das YPSI Squat Board eliminiert die üblichen Nachteile eines herkömmlichen Keils für die Ferse wie Instabilität und mangelnde Standbreite. Durch die bis zu 15 cm erhöhten Fersen stärkt es schwache Quadrizeps und bietet mit seiner breiten und stabilen Oberfläche maximale Stabilität und Sicherheit für den ganzen Fuß.

DIE DREI HAUPTVORTEILE DES YPSI SQUAT BOARDS

1. **Ideal für Quad Squats und Cyclist Squats** – Das YPSI Squat Board ist für diese beiden Varianten der Kniebeuge, bei denen die Fersen rund 15 cm erhöht sind, gemacht worden. Der Unterschied dieser beiden Varianten ist die Standbreite.

2. **Stärkt schwache Quads** – Viele Trainierende, besonders Frauen, haben einen schwachen Quadrizeps, der den Trainingsfortschritt bei den Kniebeugen limitiert. Um die Quads zu rekrutieren, zu aktivieren und zu kräftigen, sind Varianten der Kniebeuge mit stark erhöhten Fersen, wie die Quad Squats, ideal.

3. **Optimale Stabilität für mehr Sicherheit** – Das YPSI Squat Board bietet eine breite und stabile Oberfläche für den ganzen Fuß und so maximale Stabilität und Sicherheit. Wir haben sogar einen LKW darüberfahren lassen. Es bekam keinen Kratzer ab.

Wer keinen Zugang zu einem YPSI Squat Board hat, kann es online bestellen oder natürlich selbst eines anfertigen. Die Maße sind 35 cm × 50 cm × 15 cm.

BEISPIELPROGRAMM:

A LH FRONT QUAD SQUAT

5 Sätze à 5 Wiederholungen, 4010 Tempo, 180 Sek. Pause

B LH QUAD SQUAT

5 Sätze à 5 Wiederholungen, 4010 Tempo, 180 Sek. Pause

GEWICHTHEBERSCHUHE

Ja, Gewichtheberschuhe bieten eine Fersenerhöhung. Das bieten die meisten herkömmlichen Laufschuhe jedoch auch. Der Hauptvorteil der Gewichtheberschuhe liegt nicht in der Erhöhung der Fersen, sondern in der Stabilität, die der Schuh gibt. Zum einen ist es die harte Sohle, zum anderen der fußnahe Schnitt, der für die hohe Stabilität verantwortlich ist. Insbesondere bei Trainingsgewichten über 60 kg bei Frauen und über 100 kg bei Männern macht dies einen großen Unterschied für Trainingseffekt und Sicherheit. Ich empfehle jedem Trainierenden, der ernsthaft Kniebeugen trainieren möchte, die Investition in ein Paar Gewichtheberschuhe. Eine Investition mit hoher Rendite.

TRAININGSGÜRTEL

Im YPSI verwenden wir weder einen Gürtel, noch empfehlen wir, einen Gürtel zu verwenden. Außer in einigen Ausnahmefällen. Grundsätzlich ist es so: Ja, man steigert, wenn man einen Gürtel trägt, das Gewicht, das man verwenden kann. Gleichzeitig reduziert sich jedoch der Trainingseffekt. Der Gürtel erhöht den Druck im Bauchraum, was der Stabilität zugutekommt. Für Wettkämpfe im Powerlifting und teilweise auch im Gewichtheben ist der Gürtel eine gute Option, da hier das bewegte Gewicht entscheidend ist. Sonst sollte man immer ohne Gürtel trainieren, da die zusätzliche Stabilität eben durch den Gürtel und nicht durch Kontraktion und Stärkung von Muskulatur entsteht. Ohne Gürtel rekrutiert man somit prozentual zum bewegten Gewicht mehr Muskulatur und erreicht damit einen höheren Trainingseffekt und eine höhere Rekrutierung des Rumpfs, insbesondere des lumbalen Erector spinae.

KAPITEL 13

DIE VORTEILE DES BUTT WINK

In den letzten Jahren wurde ich oft nach dem Butt Wink gefragt. Meine Antwort ist einfach: Der Butt Wink ist im Krafttraining das, was Butter in der Ernährung ist – er hat zu Unrecht einen schlechten Ruf.

WAS IST DER BUTT WINK?

Als Butt Wink (*butt* = engl. für »Hintern«, *wink* = engl. für »zwinkern«) wird das Abklappen des Beckens in der untersten Position der Kniebeuge bezeichnet. Im ersten Moment scheint dies die Belastung der Lendenwirbelsäule (LWS) zu erhöhen. Das Gegenteil ist jedoch der Fall.

DREI VORTEILE DES BUTT WINK

1. **Höhere Rekrutierung des Vastus medialis** – Durch ein leichtes Abklappen des Beckens in der untersten Position der Kniebeuge wird der Bewegungsradius in der Beugung des Knies vergrößert. Dies erhöht die Rekrutierung des Vastus medialis, des tränenförmigen Anteils des Quadrizeps an der unteren Innenseite des Oberschenkels. Je mehr Fasern des Vastus medialis rekrutiert werden, desto stärker wird er. Je stärker der Vastus medialis wird, desto stabiler das Kniegelenk, da der Vastus medialis einer der beiden entscheidenden Muskel zur Stabilisierung des Kniegelenks ist.

2. **Dynamische Rekrutierung des Erector spinae** – Bei den meisten Übungen im Krafttraining wird der lumbale Erector spinae – die primäre Rückenmuskulatur im Bereich der Lendenwirbelsäule – in seiner stabilisierenden Funktion isometrisch kontrahiert. Der Butt Wink sorgt für eine dynamische Kontraktion des lumbalen

Erector spinae, was ein einfacher Weg ist, um den Erector spinae in diesem Bereich zu stärken. Die Kraft des lumbalen Erector spinae ist entscheidend für Sprungkraft und Sprintschnelligkeit, insbesondere über die in den meisten Teamsportarten und im Kampfsport so relevanten 0 bis 10 m.

3. **Geringere Belastung der Lendenwirbelsäule** – Die Belastung der Lendenwirbelsäule (LWS) bei der Kniebeuge wird primär durch den horizontalen Abstand von Massenschwerpunkt (Langhantel) und dem fünften Lendenwirbel (L5) bestimmt. Das bedeutet, je aufrechter jemand bei der Kniebeuge ist, desto kürzer der horizontale Abstand zwischen Langhantel und L5, desto geringer die Kompression der LWS. Der Butt Wink verkürzt den horizontalen Abstand zwischen Langhantel und L5 und verringert so die Belastung der LWS.

NOTIZ AM RANDE

Ein Butt Wink ist nicht gleich ein Butt Wink. Der Butt Wink ist ein Abklappen in den letzten 15 cm des Bewegungsbereichs und ist von Vorteil. Wer in der untersten Position der Kniebeuge mit dem Rücken die Position eines Schildkrötenpanzers einnimmt, der hat keinen Butt Wink, sondern eine mangelhafte Kniebeugentechnik. Ein früheres Abklappen und ein Rundrücken weisen meist einen auf ein Defizit der Hüftmobilität und in der Dorsiflexion des Sprunggelenks hin, welches behoben werden muss, bevor Langhantel-Kniebeugen Teil des Trainingsprogramms sind. Zum anderen ist ein aufrechter Oberkörper entscheidend, der am effizientesten durch die Ellbogenposition – direkt vertikal unter der Langhantel – zu gewährleisten ist.

WAS WENN DER BUTT WINK SEHR FRÜH EINSETZT?

Der Optimierung einer mangelhaften Kniebeugenausführung aufgrund eines frühen Butt Winks, mangelnder Tiefe und einem Abtauchen des Oberkörpers ist primär durch eine Verbesserung der Flexibilität des Gluteus-Komplexes sowie der Dorsiflexion der Sprunggelenke möglich. In diesem Fall ist nicht der Butt Wink das Problem, sondern primär Mobilität von Sprunggelenk und Hüfte. In den letzten Jahren habe ich mir Tausende Kniebeugen sehr genau angeschaut, live im YPSI und auf Video. Ein minimaler Butt Wink ist selbst auf Elite-Niveau üblich und führt weder kurz-, mittel- noch langfristig zu Rückenproblemen. Das Gegenteil ist der Fall: Eine optimale Kniebeuge mit minimalen Butt Wink ist eine der besten Übungen, um Knie und Rücken lange gesund und fit zu halten.

Ein Butt Wink hat seine Vorteile. Eine volle Kniebeuge mit einem kleinen Butt Wink ist einer halben Kniebeuge ohne Butt Wink in jedem Fall vorzuziehen.

KAPITEL 14

DER YPSI KNIEBEUGEN URLAUB

EINE BASIS- UND ZWEI FORTGESCHRITTENE VARIANTEN

Üblicherweise wird ein Urlaub mit Ruhe und Erholung in Verbindung gebracht – doch nicht in diesem Fall. Dieser Urlaub ist hart. Er besteht aus 18 Trainingseinheiten in 6 Tagen – allesamt umfassen ausschließlich Kniebeugen.

Der Kniebeugen Urlaub oder »Squat Holiday« hat mittlerweile weltweit seine Fans. Die Inspiration für ihn kam von einem anderen sehr produktiven, hochfrequenten Trainingsprogramm: der Super-Akkumulationsphase. Das ursprüngliche Programm führt den Trainierenden durch 2 Workouts pro Tag und wechselt dabei für 5 Tage zwischen einem Oberkörper- und Unterkörpertag, gefolgt von 2 Tagen Pause und weiteren 5 Trainingstagen.

Das Programm ist eine exzellente Methode, um Masse und Kraft in minimaler Zeit aufzubauen – vorausgesetzt, man hat die Zeit und den Antrieb, um sich durch das Programm zu kämpfen.

Ich habe die Methode erfolgreich mit dem ungarischen Shorttrack Speedskating Nationalteam jedes Jahr im Dezember angewendet. Das Ziel war es, Muskelmasse, Kraft und Explosivität einen Monat vor dem Start der Wettkampfphase aufzubauen, in welcher das Krafttraining oftmals aufgrund von Reisen von und zu den World Cups sowie Welt- und Europameisterschaften aus dem Programm fällt. Die Zuwächse aus dieser Phase helfen den Athleten, die optimale Haltung und Explosivität bis hin zu den letzten und wichtigsten Wettkämpfen der Saison aufrechtzuerhalten.

Der Kniebeugen Urlaub ist eine modifizierte Variante der Super-Akkumulationsphase, die ich gern mit denjenigen meiner Kunden verwende, die ihren Urlaub dazu nutzen möchten, große Fortschritte zu machen, speziell bei der Kniebeuge.

Wenn man eine Woche Zeit hat und man seine Kniebeugentechnik und sein verwendetes Gewicht in kürzester Zeit verbessern will, ist dies der richtige Ansatz. Die durchschnittliche Steigerung in 6 Tagen liegt bei +15 kg in der Kniebeuge, bei einem Verlust von ca. 1,5 % an Körperfett bei gleichzeitigem Zugewinn von ca. 3 kg an Magermasse und weiteren 15 bis 25 kg in der Kniebeuge im Monat nach dem Kniebeugen Urlaub – bei konstantem Körperfettanteil und einem Abendessen, das einer Raubtierfütterung gleicht.

DIE STRUKTUR DER WORKOUTS

WORKOUT 1

LH Kniebeugen, 10 Sätze à 3 Wiederholungen, 50X0 Tempo, 240 Sek. Pause

WORKOUT 2

LH Kniebeugen, mit erhöhten Fersen, 6 Sätze à 4 bis 6 Wiederholungen, 4010 Tempo, 180 Sek. Pause

WORKOUT 3

LH Kniebeugen mit erhöhten Fersen, 4 Sätze à 8 bis 12 Wiederholungen, 3010 Tempo, 180 Sek. Pause

Bei allen Workouts das Gewicht graduell auf einen schweren Satz steigern. Der Spread innerhalb eines Workouts sollte bei ca. 30 % liegen, das heißt, wenn der schwerste Satz 150 kg ist, ist der erste Satz 105 kg.

Diese drei Workouts werden für 6 Tage in Folge täglich ausgeführt.

EIN BEISPIELTAG DES KNIEBEUGEN URLAUBS:

07:00 – Aufstehen und Frühstück

09:00 – **Workout 1**

10:00 – Post-Workout (PWO) Shake

12:00 – Mittagessen

14:00 – **Workout 2**

14:45 – PWO Shake

16:00 – Snack

17:00 – **Workout 3**

17:30 – PWO Shake

19:00 – Abendessen

21:00 – Snack

22:00 – Nachtruhe

WICHTIGE HINWEISE FÜR DAS TRAINING

1. Alles geben - in jedem einzelnen Workout.
2. Die Gewichte nicht zu defensiv wählen, wenn man das Optimum aus seinem Kniebeugen Urlaub herausholen will. Mit dieser Methode wird man die verwendeten Gewichte innerhalb des Urlaubs steigern.
3. Auf einen schweren Satz pro Workout steigern.
4. Jeden Tag *spätestens* um 7 Uhr aufstehen. Wenn man nach 7 Uhr aufsteht, wird man nicht alle drei Einheiten mit der notwendigen Erholungsphase dazwischen bewältigen können und den Trainingstag vor 18 Uhr beenden.
5. Die erste Trainingseinheit beginnt 2 bis 3 Stunden nach dem Aufstehen.
6. 3 bis 4 Stunden Pause zwischen den Einheiten machen.
7. Die dritte Einheit muss vor 18 Uhr beendet sein. Wenn man erst nach 18 Uhr fertig ist, wird das den Biorhythmus, den Schlaf und die Erholung beeinflussen und damit den Testosteronspiegel senken - kurz gesagt: die Zuwächse reduzieren.
8. Nach diesen 6 Tagen für 3 bis 4 Tage trainingsfrei nehmen, um zu pausieren und sich zu erholen. Dann wieder zu dem normalen Training übergehen.
9. Um die Zuwächse in der Kniebeuge zu maximieren, ist es ideal, dem Urlaub eine Phase mit Fokus auf die Relativkraft folgen zu lassen.

INTRA-WORKOUT-ERNÄHRUNG

Während der Workouts bin ich ein Verfechter der Kombination von Aminosäuren und Elektrolyten – bevorzugt in Form des YPSI AminoElektrolytKomplexes, der online und bei YPSI Trainern weltweit erhältlich ist.

POST-WORKOUT-ERNÄHRUNG

Als Mann mit einem Körperfettanteil von unter 10 % oder als Frau mit einem Körperfettanteil von unter 16 % und dem Ziel, an Masse zuzunehmen, sollte man 0,6 bis 0,8 g Protein und 2 bis 4 g Maltodextrin pro Kilogramm Körpergewicht in Wasser gelöst nach jeder Trainingseinheit trinken.

Als Mann mit einem Körperfettanteil über 10 % sollte man 0,8 bis 1 g Protein pro Kilogramm Körpergewicht in Wasser gelöst nach jeder Einheit trinken.

Als Frau, die nicht an einer Zunahme der Muskelmasse interessiert ist, sollte man die Kombination aus Aminosäuren und Elektrolyten während jedes Workouts zu sich nehmen und nur nach dem letzten Workout des Tages einen Post-Workout Shake, bestehend aus 0,6 bis 0,8 g Protein pro Kilogramm Körpergewicht, in Wasser gelöst zu sich nehmen.

LEBENSMITTEL

Es empfiehlt sich, eine Mischung aus einfachen und komplexen Kohlenhydraten zum Abendessen 1 bis 1,5 Stunden nach dem letzten Workout des Tages zu sich zu nehmen. Die Mahlzeit sollte gluten- und milchproduktfrei sein, um das Entzündungslevel des Köpers zu minimieren und die Erholung zu optimieren.

Abhängig von der Muskelmasse des Trainierenden und dem bewegten Gesamtgewicht sollten dabei 100 und 250 g an Kohlenhydraten konsumiert werden, z. B. in Form von gebackenen Süßkartoffelscheiben oder -streifen, Quinoa-Salat oder glutenfreien Pancakes mit Rosinen, Apfelmus, Zimt und Ahornsirup.

ZWEI FORTGESCHRITTENE VERSIONEN DES KNIEBEUGEN URLAUBS

Ich empfehle jedem, der den Kniebeugen Urlaub bisher noch nicht gemacht hat, unabhängig vom seinem aktuellen Kraftniveau, mit der Basis-Version wie oben ausgeführt zu beginnen. Wenn man den Kniebeugen Urlaub wiederholt, ist es Zeit für eine fortgeschrittene Version. Nachfolgend zwei fortgeschrittene Versionen und ihre Anwendung.

Fortgeschrittene Version Nr. 1 – Diese Version ist für einen Trainierenden ausgelegt, der höheres Volumen toleriert und stärkere Quads benötigt.

WORKOUT 1

LH Frontkniebeugen, 12 Sätze à 1 bis 3 Wiederholungen, 50X0 Tempo, 240 Sek. Pause

WORKOUT 2

LH Kniebeugen, Fersen erhöht, 6 Sätze à 2 bis 6 Wiederholungen, 4010 Tempo, 180 Sek. Pause

WORKOUT 3

LH Quad Squat, 8 Sätze à 8 Wiederholungen, 3010 Tempo, 180 Sek. Pause

Fortgeschrittene Version Nr. 2 – Diese Version ist für einen Trainierenden ausgelegt, der moderat hohes Volumen mit hoher Intensität toleriert.

WORKOUT 1

LH Kniebeugen, 12 Sätze à 1 bis 3 Wiederholungen, 50X0 Tempo, 240 Sek. Pause

WORKOUT 2

LH Kniebeugen, Fersen erhöht, pausiert, 6 Sätze à 2 bis 4 Wiederholungen, 4210, 180 Sek. Pause

WORKOUT 3

LH Kniebeugen, 6 Sätze à 4 bis 6 Wiederholungen, 3010 Tempo, 180 Sek. Pause

Die Hinweise der Basis-Version gelten natürlich auch für die fortgeschrittenen Versionen.

KAPITEL 15

DER YPSI KNIEBEUGEN TAG

Einer der Hauptfaktoren, der den Fortschritt der meisten Trainierenden verlangsamt, ist die nicht optimale Übungsausführung und Technik.

Was direkt auf eine der größten Herausforderungen eines jeden Strength Coaches und Personal Trainers verweist – unseren Kunden und Athleten eine optimale Übungsausführung und Technik beizubringen, die nachhaltig ist.

> *»Practice doesn't make perfect. Perfect practice makes perfect.«*
>
> Vince Lombardi, legendärer NFL Coach

2014 war ich im Urlaub auf Teneriffa. Einer der größten Vorteile des Urlaubs ist es, aus der alltäglichen Arbeit herauszukommen, um die alltägliche Arbeit zu analysieren, Herausforderungen zu identifizieren und Lösungen zu finden, mit denen man diese überwindet.

In den Wochen vor dieser Reise hatte ich das wiederkehrende Problem von suboptimaler Kniebeugentechnik von Kunden, die nur alle 3 bis 4 Wochen für Konsultationen zu mir kommen. Suboptimal bedeutet unter anderem, dass nur eine halbe Kniebeuge anstatt einer kompletten Kniebeuge ausgeführt wird und dass ein 4010 Tempo wie ein 2010 Tempo aussieht.

So lautete die Frage, die ich mir selbst stellte:

»Wie kann ich einem Kunden, der nur alle 3 bis 4 Wochen kommt, nicht nah genug wohnt und nicht das Budget für regelmäßige Personal Training Sessions hat, zeigen, wie man korrekt trainiert?«

Besonders bei der Kniebeuge, da diese eine der technisch anspruchsvolleren Übungen ist. Nach den grundlegenden Hinweisen wie »Ellbogen die ganze Zeit unter der Stange lassen« und »den ganzen Weg nach unten gehen« – und ganz nach unten bedeutet ganz nach unten, du denkst, du beugst tief, statistisch gesehen tust du es nicht –, gibt es viele Details wie Fuß-, Knie-, und Hüftposition, Ausrichtung der Wirbelsäule. Und natürlich wird für die optimale Ausführung einer Übung nicht nur Technik benötigt, sondern man braucht ebenfalls optimale Mobilität und Kraft in allen muskulären Verbindungen und kinetischen Ketten.

Zurück nach Teneriffa – die Frage lautete immer noch:

»Wie kann ich die Kniebeuge dieser Kunden von einem technischen und Mobilitäts-/Kraft-Standpunkt her effizient und nachhaltig verbessern?«

Die Lösung ist der YPSI Kniebeugen Tag – ein 1-Tages-Event –, bei dem der Hauptfokus das Lehren, Coachen und Verbessern der Kniebeuge meiner Kunden ist. Und ihnen einen großartigen Trainingstag zu ermöglichen ...

WIE IST DER KNIEBEUGEN TAG STRUKTURIERT?

Der Kniebeugen Tag ist in zehn 30-Minuten-Segmente aufgeteilt. Jedes Segment besteht aus 15 bis 20 Minuten Training und 10 bis 15 Minuten Dehnen/Weichgewebe-Arbeit – um die Optimierung von Technik und Mobilität/Kraft zu kombinieren.

DIE KNIEBEUGEN TAG WORKOUTS SEHEN FOLGENDERMASSEN AUS:

10:00 Briefing

10:30 Workout 1, LH Kniebeugen, 5 Sätze à 2 bis 4 Wiederholungen, 5010 Tempo, 180 Sek. Pause

11:00 Workout 2, LH Kniebeugen, Fersen erhöht, 5 Sätze à 3 Wiederholungen, 7010 Tempo, 180 Sek. Pause

11:30 Workout 3, LH Kniebeugen, Fersen erhöht, pausiert, 5 Sätze à 3 bis 5 Wiederholungen, 4210 Tempo, 180 Sek. Pause

12:00 Post-Workout Shake

12:15 Mittagspause

13:30 Workout 4, LH Jump Squats, 5 Sätze à 4 bis 6 Wiederholungen, 10X0 Tempo, 120 Sek. Pause

14:00 Workout 5, LH Quad Squat, 5 Sätze à 4 bis 6 Wiederholungen, 4010 Tempo, 180 Sek. Pause

14:30 Workout 6, LH Kniebeugen, Fersen erhöht, 5 Sätze à 4 bis 6 Wiederholungen, 4010 Tempo, 180 Sek. Pause

15:00 Workout 7, LH Kniebeugen, breiter Stand, 5 Sätze à 3 bis 5 Wiederholungen, 4010 Tempo, 180 Sek. Pause

15:30 Workout 8, LH Kniebeugen, pausiert, 5 Sätze à 2 bis 4 Wiederholungen, 4210 Tempo, 180 Sek. Pause

16:00 Workout 9, LH Kniebeugen, 5 Sätze à 2 bis 4 Wiederholungen, 5010 Tempo, 180 Sek. Pause

16:30 Workout 10, LH Kniebeugen, 5 Sätze à 8 bis 12 Wiederholungen, 3010 Tempo, 120 Sek. Pause

17:00 Post-Workout Shake – und wie John Wayne nach Hause laufen …

Auf einen schweren Satz steigern bei allen Workouts – außer bei Workout 4, wo nur die leere Stange verwendet wird

Während des Kniebeugen Tages im YPSI werden Dehnen/Weichgewebe-Arbeit progressiv von selbst ausgeführten Dehnübungen zu passiven Dehnübungen zu unterstützten Dehnübungen verwendet, bei denen meine Schwester Katharina Unsöld, eine Expertin des Faszialen Stretchings, jeden Teilnehmer, basierend auf dessen individuellen Limitierungen, dehnt, um dessen Kniebeuge zu verbessern.

WÄHREND DES KNIEBEUGEN TAGES

Während des ersten Kniebeugen Tages, den wir im YPSI abgehalten haben, gab es noch keinen YPSI AminoElektrolytKomplex. Aufgrund von Krämpfen konnten drei Teilnehmer den ersten Kniebeugen Tag nicht bis zum Ende trainieren. Einen Kniebeugen Tag später stellte ich den YPSI AminoElektrolytKomplex vor, und jeder Teilnehmer war in der Lage, den Kniebeugen Tag zu vollenden.

Lektion gelernt: Während des Kniebeugen Tages sollten reichlich Aminosäuren und Elektrolyte getrunken werden, um die Leistung zu maximieren, Ermüdung zu verringern und Krämpfe zu vermeiden.

NACH DEM KNIEBEUGEN TAG

- Am Abend des Kniebeugen Tages müssen die Teilnehmer Kohlenhydrate essen. Ich bevorzuge glutenfreie Optionen wie Jasminreis, Kartoffelbrei und Haferflocken. Diese glutenfreien Optionen eignen sich hervorragend, um Entzündungen zu minimieren, den Glykogenspeicher aufzufüllen und die Regeneration zu unterstützen. Ein Dessert ist ebenfalls ok ...

- 4g Protein pro kg Körpergewicht pro Tag an den Tagen nach dem Kniebeugen Tag sind entscheidend, um Proteinsynthese und Regeneration zu optimieren.

- Die Einnahme von Magnesium trägt zu einer normalen Muskelfunktion und Proteinsynthese bei.

- Abhängig vom verwendeten Maximalgewicht und dem bewegten Gesamtvolumen, können 5 bis 10 Tage nach dem Kniebeugen Tag wieder Kniebeugen gemacht werden – in der Zwischenzeit können Assistenzübungen oder Kreuzheben ausgeführt werden.

Die dominanteste Leistung an einem der YPSI Kniebeugen Tage, die wir bisher veranstaltet haben, erbrachte Ivan »Quads« Simic, er verwendete 240 kg für 4 Wiederholungen als Maximalgewicht und führte alle 50 Sätze mit 151 kg oder mehr Gewicht aus – das sind ungefähr 45 Tonnen bewegtes Gewicht innerhalb von 6 Stunden ...

Das Ziel des Kniebeugen Tages ist es, die Kniebeuge der Teilnehmer zu verbessern, die Teilnehmer auf eine Erhöhung ihrer persönlichen Bestleistung in den Wochen danach vorzubereiten und sie an die Grenzen ihres Trainings zu bringen ...

Der Kniebeugen Tag findet 2 bis 3 Mal pro Jahr im YPSI statt. Man kann den Kniebeugen Tag, basierend auf dem oben aufgeführten Programm, natürlich auch allein, mit Freunden und Kunden oder als Event in seinem Studio ausführen und Hilfsmittel wie das YPSI Tool und Stretching verwenden, um Beweglichkeit und Kraft zu verbessern.

50 Sätze Kniebeugen an einem Tag sind eine großartige Erfahrung ...

KAPITEL 16

PERIODISIERUNGS-BEISPIELE

Wie bereits in Kapitel 7 erläutert, beschreibt der Begriff Periodisierung die Einteilung von Trainingsprogrammen in spezifische Zyklen, in denen die individuellen Trainingsparameter wie Sätze, Wiederholungen, Tempo und Pausen variiert werden.

Um einen konstanten, optimalen, nachhaltigen und maximalen Trainingsfortschritt zu ermöglichen, ist es ebenfalls wichtig, neben den Parametern auch die Übungen zu periodisieren. Auf diese Weise wird ein konstanter Fortschritt in Richtung des Ziels durch steigende Komplexität, Anspruch, Progression, neuraleren Stimulus, Elimination individueller Defizite und Verhinderung von Überlastung einzelner Bewegungsmuster ermöglicht.

Nachfolgend einige Beispiele aus dem Trainingsalltag sowie für verschiedene Sportarten.

BASIC

PHASE 1

LH Kniebeugen, Fersen erhöht, 6 Sätze à 6 bis 8 Wiederholungen, 4010 Tempo, 180 Sek. Pause

PHASE 2

LH Kniebeugen, Fersen erhöht, 6 Sätze à 3 bis 5 Wiederholungen, 4010 Tempo, 180 Sek. Pause

PHASE 3

LH Kniebeugen, Fersen erhöht, 5 Sätze à 5 Wiederholungen, 4010 Tempo, 180 Sek. Pause

PHASE 4

LH Kniebeugen, pausiert, 6 Sätze à 2 bis 4 Wiederholungen, 4210 Tempo, 180 Sek. Pause

PHASE 5

LH Kniebeugen, 6 Sätze à 7, 7, 5, 5, 3, 3 Wiederholungen, 4010 Tempo, 180 Sek. Pause

PHASE 6

Klokov Squat, 8 Sätze à 1 Wiederholung, 7610 Tempo, 180 Sek. Pause

PHASE 7

LH Kniebeugen, Fersen erhöht, mit Ketten, 6 Sätze à 2 bis 4 Wiederholungen, 5010 Tempo, 180 Sek. Pause

PHASE 8

LH Kniebeugen, 10 Sätze à 1 bis 3 Wiederholungen, 40X0 Tempo, 180 Sek. Pause

PHASE 9

LH Kniebeugen, 6 Sätze à 6, 6, 4, 4, 2, 2 Wiederholungen, 40X0 Tempo, 180 Sek. Pause

PHASE 10

LH Kniebeugen, 12 Sätze à 3, 2, 1, 3, 2, 1, 3, 2, 1, 3, 2, 1 Wiederholungen, 40X0 Tempo, 180 Sek. Pause

WETTKAMPFFREQUENZ

Keine Wettkämpfe

TRAININGSFREQUENZ

2 Einheiten Beine pro Woche

EINBLICK

Nur Kniebeugenvariante des jeweiligen Programms

ATHLET

Fitness-Athlet (Beispielprogramm)

WEITERE BEMERKUNGEN

Ein Beispielprogramm zur Steigerung der Kniebeugenleistung von ca. 80 bis 120 kg auf 150 kg+

MMA

PHASE 1

LH Kniebeugen, Fersen erhöht, 5 Sätze à 4 bis 8 Wiederholungen, 4010 Tempo, 180 Sek. Pause

PHASE 2

LH Kniebeugen, 8 Sätze à 2 bis 4 Wiederholungen, 5010 Tempo, 180 Sek. Pause

PHASE 3

Klokov Squat, 6 Sätze à 1 Wiederholung, 7610 Tempo, 180 Sek. Pause

PHASE 4

LH Kniebeugen, Fersen erhöht, 5 Sätze à 2 bis 4 Wiederholungen, 4210 Tempo, 180 Sek. Pause

PHASE 5

Myotatische Kniebeugen, 5 Sätze à 2 bis 4 Wiederholungen, 3XX0 Tempo, 180 Sek. Pause

WETTKAMPFFREQUENZ

4 bis 6 Monate zwischen den Kämpfen

TRAININGSFREQUENZ

Phase 1: 2 Einheiten Beine pro Woche

Phase 2 bis 3: 1,5 Einheiten Beine pro Woche

Phase 4 bis 5: 1 Einheit Ganzkörpertraining pro Woche

EINBLICK

Nur Kniebeugenvariante des jeweiligen Programms

ATHLET

Programm von UFC Fighter Peter Sobotta

WEITERE BEMERKUNGEN

Das Krafttraining wurde in Intensität und Volumen von Phase zu Phase auf die MMA Einheiten angepasst

LEICHTATHLETIK

PHASE 1

A LH Kniebeugen, Fersen erhöht, 7 Sätze à 6, 6, 4, 4, 2, 2, 2 Wiederholungen, 4010 Tempo, 180 Sek. Pause

B Beincurl, liegend, plantarflex, neutral, 4 Sätze à 4 bis 6 Wiederholungen, 40X0 Tempo, 180 Sek. Pause

PHASE 2

A Power Snatch vom Boden, 6 Sätze à 2 bis 4 Wiederholungen, 10X0 Tempo, 180 Sek. Pause

B1 LH Kniebeugen, Fersen erhöht, 1 ¼ unten, 4 Sätze à 3 bis 5 Wiederholungen, 120 Sek. Pause

B2 Beincurl, liegend, plantarflex, Zehen nach außen, 4 Sätze à 3 bis 5 Wiederholungen, 120 Sek. Pause

PHASE 3

A LH Jump Squat 6 Sätze à 4 bis 6 Wiederholungen, 10X0 Tempo, 120 Sek. Pause

B LH Frontkniebeugen, Fersen erhöht, 5 Sätze à 5 Wiederholungen, 4010 Tempo, 180 Sek. Pause

C Beincurl, liegend, neutral, dorsiflex hoch, plantarflex ablassen, 1 ¼ oben, 4 Sätze à 4 bis 6 Wiederholungen, 40X0 Tempo, 180 Sek. Pause

PHASE 4

A LH Jump Squat, 4 Sätze à 4 bis 6 Wiederholungen, 10X0 Tempo, 120 Sek. Pause

B LH Frontkniebeugen, Fersen erhöht, 6 Sätze à 3, 2, 1, 3, 2, 1 Wiederholungen, 4010 Tempo, 180 Sek. Pause

C Beincurl, liegend, Zehen nach außen, dorsiflex hoch, plantarflex ablassen, 4 Sätze à 3 bis 5 Wiederholungen, 40X0 Tempo, 180 Sek. Pause

PHASE 5

A Medvedev Squat, 10 Sätze à 1 Wiederholung, 10-0-1-0 Tempo, 180 Sek. Pause

PHASE 6

A1 LH Kniebeugen, Fersen erhöht, pausiert, 5 Sätze à 2 bis 4 Wiederholungen, 42X0 Tempo, 180 Sek. Pause

A2 LH Kniebeugen, Fersen erhöht, 5 Sätze à 2 bis 4 Wiederholungen, 40X0 Tempo, 180 Sek. Pause

PHASE 7

A High Pull mit mittlerem Griff von Blocks, 6 Sätze à 2 bis 4 Wiederholungen, 10X0 Tempo, 120 Sek. Pause

B LH Kniebeugen, 6 Sätze à 4, 3, 2, 4, 3, 2 Wiederholungen, 4010 Tempo, 120 Sek. Pause

PHASE 8

A Power Clean vom Boden, 6 Sätze à 3 Wiederholungen, 10X0 Tempo, 180 Sek. Pause

B LH Kniebeugen, Fersen erhöht, 5 Sätze à 5, 4, 3, 2, 1 Wiederholungen, 40X0 Tempo, 180 Sek. Pause

PHASE 9

A Power Clean vom Block, 6 Sätze à 2 Wiederholungen, 10X0 Tempo, 180 Sek. Pause

B LH Kniebeugen, breiter Stand, 6 Sätze à 2 Wiederholungen, 40X0 Tempo, 180 Sek. Pause

C Beincurl, liegend, dorsiflex, neutral, einbeinig, 3 Sätze à 4 bis 6 Wiederholungen, 30X0 Tempo, 180 Sek. Pause

PHASE 10

A Hang Clean, 6 Sätze à 1 bis 3 Wiederholungen, 10X0 Tempo, 180 Sek. Pause

B Beincurl, liegend, dorsiflex, Zehen nach außen, einbeinig, 3 Sätze à 4 bis 6 Wiederholungen, 20X0 Tempo, 180 Sek. Pause

WETTKAMPFFREQUENZ

2 mehrwöchige Wettkampfphasen pro Jahr – Halle und Freiluft

TRAININGSFREQUENZ

2 Einheiten Beine pro Woche

EINBLICK

Komplettes Beinprogramm

ATHLET

Programm von 100-m-Sprinter Sven Knipphals

WEITERE BEMERKUNGEN

Das Krafttraining wurde in Intensität und Volumen wöchentlich auf die Sprinteinheiten angepasst

RUGBY

PHASE 1

A Rumänisches Kreuzheben, 7 Sätze à 2 bis 4 Wiederholungen, 4010 Tempo, 180 Sek.Pause

B Beincurl, liegend, dorsiflex, Zehen nach außen, 4 Sätze à 4 bis 6 Wiederholungen, 40X1 Tempo, 180 Sek Pause

PHASE 2

A LH Kniebeugen, Fersen erhöht, 8 Sätze à 4 bis 6 Wiederholungen, 4010 Tempo, 180 Sek. Pause

B LH Jump Squat, 4 Sätze à 4 bis 6 Wiederholungen, 10X0 Tempo, 180 Sek. Pause

PHASE 3

A LH Kreuzheben vom Boden, 12 Sätze à 1 bis 3 Wiederholungen, 4010 Tempo, 180 Sek. Pause

PHASE 4

A LH Kniebeugen, 8 Sätze à 2 bis 4 Wiederholungen, 4010 Tempo, 180 Sek. Pause

B LH Jump Squat, 4 Sätze à 4 bis 6 Wiederholungen, 10X0 Tempo, 180 Sek. Pause

PHASE 5

A LH Kniebeugen, Fersen erhöht, 8 Sätze à 1 bis 3 Wiederholungen, 4010 Tempo, 180 Sek. Pause

B LH Jump Squat, 4 Sätze à 4 bis 6 Wiederholungen, 10X0 Tempo, 180 Sek. Pause

PHASE 6

A Clean Pull vom Boden, 12 Sätze à 2 bis 4 Wiederholungen, 40X0 Tempo, 180 Sek. Pause

PHASE 7

LH Frontkniebeugen, Fersen erhöht, 12 Sätze à 1 bis 3 Wiederholungen, 40X0 Tempo, 180 Sek. Pause

PHASE 8

A LH Frontkniebeugen, 6 Sätze à 3 bis 5 Wiederholungen, 40X0 Tempo, 180 Sek. Pause

B Beincurl, liegend, dorsiflex, neutral, 1 ¼ oben, 4 Sätze à 3 bis 5 Wiederholungen, 40X0 Tempo, 180 Sek. Pause

PHASE 9

A Jump Squat, 4 Sätze à 2 bis 4 Wiederholungen, 10X0 Tempo, 180 Sek. Pause

B LH Kniebeugen, 8 Sätze à 1 bis 3 Wiederholungen, 4010 Tempo, 180 Sek. Pause

PHASE 10

A LH Kniebeugen, 10 Sätze à 3 Wiederholungen, 40X0 Tempo, 180 Sek. Pause

WETTKAMPFFREQUENZ

Über 20 Spiele pro Saison

TRAININGSFREQUENZ

2 Einheiten Beine pro Woche

EINBLICK

Komplettes Beinprogramm

ATHLET

Programm des Deutschen Meisters und Pokalsiegers Markus Bachofer

WEITERE BEMERKUNGEN

4 Einheiten Krafttraining bei 3 Einheiten Rugby und einem Spiel pro Woche

FUSSBALL

PHASE 1

LH Kniebeugen, Fersen erhöht, 6 Sätze à 6 bis 8 Wiederholungen, 4010 Tempo, 180 Sek. Pause

PHASE 2

LH Kniebeugen, Fersen erhöht, 6 Sätze à 3 bis 5 Wiederholungen, 4010 Tempo, 180 Sek. Pause

PHASE 3

LH Kniebeugen, Fersen erhöht, 6 Sätze à 4 bis 6 Wiederholungen, 4010 Tempo, 180 Sek. Pause

PHASE 4

LH Kniebeugen, Fersen erhöht, 6 Sätze à 2 bis 4 Wiederholungen, 4010 Tempo, 180 Sek. Pause

PHASE 5

LH Kniebeugen, 5 Sätze à 5 Wiederholungen, 4010 Tempo, 180 Sek. Pause

PHASE 6

Medvedev Squat, 10 Sätze à 1 Wiederholung, 10-0-1-0 Tempo, 180 Sek. Pause

PHASE 7

LH Kniebeugen, pausiert, 6 Sätze à 2 bis 4 Wiederholungen, 4210 Tempo, 180 Sek. Pause

PHASE 8

Klokov Squat, 6 Sätze à 1 Wdh., 7610 Tempo, 180 Sek. Pause

WETTKAMPFFREQUENZ

Über 40 Spiele pro Saison

TRAININGSFREQUENZ

1,5 Einheiten Beine pro Woche (3 Einheiten Beine in 2 Wochen)

EINBLICK

Nur A-Serie des jeweiligen Bein-Programms

ATHLET

Programm von A-Jugend-Bundesligaspieler Danny Collinge

WEITERE BEMERKUNGEN

3 Einheiten Krafttraining bei 6 Einheiten Fußball und ein bis zwei Spielen pro Woche

KAPITEL 17

MOBILITÄTS-TRAINING FÜR DIE KNIEBEUGE

Es gibt viele Wege, um die Mobilität zu verbessern. Mobilität ist über die letzten Jahre ein Trendbegriff geworden, und viele der Drills funktionieren. Einige, die ich bei meiner Arbeit empfehle, sind Klassiker wie der 90/90 Stretch oder der Rectus-femoris-Stretch. Um diese zu lernen, empfehle ich, sich einfach die Videos dazu auf meinem YouTube-Kanal anzuschauen. Zudem sind viele Tools zur Verbesserung von Mobilität wie Foamroller und Faszientools im Umlauf. Das Tool, das ich entwickelt habe und die meiste Zeit nutze, ist das YPSI Tool. Es bringt schnelle, effiziente Fortschritte bei der Verbesserung der Mobilität und ist einfach zu handhaben. Eine weitere Empfehlung für ein ausgezeichnetes Mobilitätstraining, die ich Kunden und Athleten regelmäßig gebe, ist die Squat Challenge, die von dem israelischen Turner Ido Portal populär gemacht wurde und die beinhaltet, dass man insgesamt 30 Minuten am Tag in der Ruheposition einer Kniebeuge mit dem eigenen Körpergewicht verbringt. Dabei variiert man die Standbreite und Position der Zehen und bewegt den Massenschwerpunkt in alle verschiedenen Richtungen: vor und zurück, seitwärts und hoch und runter, um alle Hauptgelenke des Unterkörpers verschiedenen Positionen in voller Beugung auszusetzen. Das wirkt sich nicht nur positiv auf die Mobilität und Stabilität aus, sondern ist auch einer der einfachsten und universellsten Wege, um die Kniebeugentechnik und die Körperhaltung in der untersten Position zu verbessern.

Nichtsdestotrotz ist am Ende des Tages die beste Mobility-Übung für die Kniebeuge – einfach die Kniebeuge zu machen. Die Kniebeuge ist eine Fähigkeit, ein spezifisches Bewegungsmuster, das erlernt wird. Jemand will besser in der Kniebeuge werden? Dann soll er Kniebeugen machen. Die meisten Trainierenden werden allerdings am ersten Tag nicht ganz nach unten beugen können.

Verschiedene Varianten der Kniebeuge zu verwenden und aufeinander aufzubauen, ist zudem eine ausgezeichnete Lösung, um die Kniebeuge in bestimmten Positionen zu verbessern. So sind Kniebeugen mit erhöhten Fersen grundsätzlich die erste Variante der Kniebeuge, die ich mit Kunden und Athleten verwende, da in der unteren Position eine ausgezeichnete Dehnung des Sprunggelenks mit hohem Widerstand entsteht, der die Sprunggelenksmobilität grundsätzlich und spezifisch für die Kniebeuge verbessert. Zwei bis drei Phasen Kniebeugen mit erhöhten Fersen zu machen ist einer der einfachsten, effizientesten und zuverlässigsten Wege, eine Kniebeuge mit flachen Fersen und voller Tiefe zu ermöglichen.

Ich empfehle grundsätzlich, die verschiedenen Varianten der Kniebeuge strukturiert einzusetzen, um so direkt im Training die Mobilität zu verbessern.

Eine solche Progression kann wie folgt aussehen:

PHASE 1

LH Kniebeugen, Fersen erhöht, 6 Sätze à 6 bis 8 Wiederholungen, 4010 Tempo, 180 Sek. Pause

PHASE 2

LH Kniebeugen, Fersen erhöht, 6 Sätze à 2 bis 6 Wiederholungen, 4010 Tempo, 180 Sek. Pause

PHASE 3

LH Kniebeugen, Fersen erhöht, 5 Sätze à 5 Wiederholungen, 4210 Tempo, 180 Sek. Pause

PHASE 4

LH Kniebeugen, Fersen flach, 6 Sätze à 2 bis 4 Wiederholungen, 5010 Tempo, 180 Sek. Pause

PHASE 5

LH Kniebeugen, Fersen erhöht, 6 Sätze à 3 bis 5 Wiederholungen, 4010 Tempo, 180 Sek. Pause

PHASE 6

LH Kniebeugen, Fersen flach, 6 Sätze à 1 bis 3 Wiederholungen, 4210 Tempo, 180 Sek. Pause

Jede Phase umfasst 6 Trainingseinheiten.

Mobility Drills, Dehnübungen und Tools sind ausgezeichnet, und wir nutzen sie im YPSI. Sie müssen jedoch basierend auf individuellen Limitierungen ausgewählt werden. Es gibt einige Limitierungen, die statistisch gesehen sehr verbreitet sind, wie die limitierte Dorsiflexion des Sprunggelenks sowie ein tighter Psoas, Rectus femoris, Piriformis oder Adduktoren. Diese müssen individuell bestimmt werden, da eine allgemeine Mobilitäts-Routine keine Balance wiederherstellt. Um eine Balance wiederherzustellen, müssen die individuell limitierenden Defizite angeglichen werden.

Was jedoch für jeden funktioniert, ist, Kniebeugen zu machen. Die Kniebeuge ist, wie schon erwähnt, eine Fähigkeit. Dadurch wird Mobilität primär in den Bereichen verbessert, die individuell limitieren. Wenn zum Beispiel die Hüftbeuger – Psoas und Rectus femoris – nicht limitieren, jedoch das Sprunggelenk ein großes Defizit darstellt, wird die Kniebeuge nicht die Hüftbeugung, wie es eine Dehnung der Hüftbeuger tun würde, sondern primär das Sprunggelenk verbessern.

Jemand will besser in der Kniebeuge werden? Oft Kniebeugen zu machen ist das Patentrezept. Darum funktioniert der Kniebeugen Urlaub so gut - um Masse aufzubauen und neue persönliche Rekorde aufzustellen als auch die eigene Technik bis zu dem Punkt zu verbessern, wo Kniebeugen so leicht gehen wie ein heißes Messer durch Butter.

KAPITEL 18

DIE DREI HAUPTAUFGABEN DER KNIEBEUGE

AUFGABE NR. 1: KNIEBEUGEN TRAINIEREN DIE BEINE, DEN UNTEREN RÜCKEN SOWIE DEN KOMPLETTEN KÖRPER

Es gibt einen Grund für die verbreitete Behauptung, dass die Kniebeuge der »King of all Exercises« ist. Die Langhantel-Kniebeuge ist die beste Übung, um die Beine und den kompletten Körper zu stärken. Die vordere und die hintere Kette, bestehend aus Quadrizeps, Beinbizeps, Gluteus und lumbalem Erector spinae, werden von der Kniebeuge rekrutiert und in Balance gebracht. Das Gleiche gilt für die Bauchmuskeln und zu einem gewissen Maß die Waden. Zudem erlaubt die Kniebeuge die Verwendung hoher Lasten über einen großen Bewegungsbereich und verbessert so die Kraft des gesamten Körpers und die Mobilität aller Hauptgelenke zur selben Zeit. Keine andere Übung erreicht das.

AUFGABE NR. 2: KNIEBEUGEN VERBESSERN DIE KNIESTABILITÄT

Die Kniestabilität betreffend ist die Mitwirkung vom Beinbizeps und dem Vastus medialis bei der Kniebeuge der Weg, auf dem die Kniebeuge die Knie vor Verletzungen schützt. Wenn der Vastus medialis beteiligt ist – wie bei der Kniebeuge –, zieht der Muskel den Femur und die Tibia zusammen und stabilisiert das Knie in der Sagittalebene. Wenn der Beinbizeps beteiligt ist, zieht er die Tibia rückwärts und stabilisiert das Knie in der Frontalebene. Das heißt, wenn Beinbizeps und Quadrizeps zeitgleich beteiligt und trainiert werden – wie bei der Kniebeuge –, sichern sie das Kniegelenk. Dies macht die Kniebeuge zu einer ausgezeichneten kniestabilisierenden Unterkörperübung.

AUFGABE NR. 3: KNIEBEUGEN ERHÖHEN DIE SPRUNGKRAFT, SPRINTLEISTUNG, EXPLOSIVITÄT UND ATHLETIK

Bei der Kniebeuge agieren die Hüften, Knie und Sprunggelenke synchron, um unseren Körper und das zusätzliche Gewicht in die stehende Position zu drücken. Die synchrone Streckung von Sprunggelenk, Knie und Hüfte ist als »Triple-Extension« *(Dreifach-Streckung)* bekannt und stimmt mit derselben Gelenk-Aktion überein, die beim Sprinten,

Springen und anderen athletischen Bewegungen ausgeführt wird. Durch das Ausführen von Kniebeugen erhöht man die Kraft der *Triple-Extension* und somit wiederum die Leistung der *Triple-Extension.*

Athleten sind gut beraten, schwere Kniebeugen auszuführen, wie der Harvard-Physiologe Peter Weyand und seine Co-Autoren in einem im *Journal of Applied Physiology* publizierten Aufsatz darlegten. Im Verlauf der Analyse von Läufern mit unterschiedlichem Leistungsniveau während ihrer Höchstgeschwindigkeit machten sie eine interessante Entdeckung: Die schnellsten Läufer bewegten ihre Beine während eines Schrittes in der Luft nicht schneller von hinten nach vorne als die langsamsten Läufer. Trotzdem laufen die schnelleren Läufer in Läufen auf Zeit fast die doppelte Distanz. Es stellte sich heraus, dass das, was die Schnellen von den Langsamen unterscheidet, die Menge an vertikaler Kraft ist, die bei jedem Schritt in den Boden übertragen wird. Die Schnellen haben neben der Grundschnelligkeit auch ein höheres Level an Maximalkraft, was es ihnen erlaubt, mehr Kraft in den Boden zu übertragen, was Bodenkontaktzeit sowie die Schrittlänge und -frequenz erhöht, die drei Variablen, die miteinander multipliziert die Sprint- bzw. Laufleistung ergeben. Die Basis für diese erzeugte Kraft ist die Maximalkraft des Unterkörpers. Und die einzelne beste Übung, um Maximalkraft in der vorderen und hinteren Kette des Unterkörpers zu erhöhen, ist die Kniebeuge.

DANK

Ein besonderer Dank für ihren Beitrag zu diesem Buch geht an Evelyn Osadnik, Christian Jund, Philip Schmieder, Goran Sirovina, Peter Sobotta, Benjamin Knoblauch und alle YPSI Kunden, Athleten, Coaches und Trainer weltweit.

ÜBER DEN AUTOR

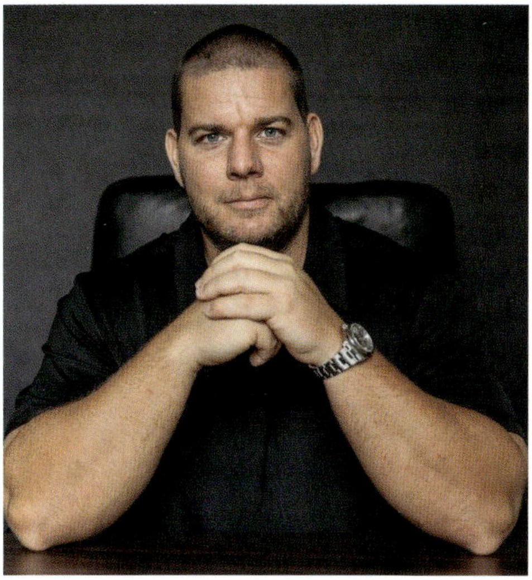

Wolfgang Unsöld ist einer der erfolgreichsten Strength Coaches und Trainer weltweit. Er ist Gründer des Your Personal Strength Institute (YPSI) in Stuttgart, das neben Beratung und Personaltraining auch die YPSI Supplement-Linie sowie Seminare und Trainerausbildungen anbietet. Er hat über 100 Before'n'After-Transformationen veröffentlicht und in 15 Ländern weltweit Seminare abgehalten. Weltweit bekannt wurde er durch seine herausragenden Trainingserfolge: Er hat mit Leistungssportlern aus über 20 Sportarten gearbeitet sowie mit 13 Athleten, die an den Olympischen Winterspielen 2014 in Sotschi, und drei Athleten, die an den Olympischen Sommerspielen 2016 in Rio de Janeiro teilgenommen haben. Mit der YPSI Trainer B- und A-Lizenz hat er bis dato über 300 Trainer in 21 Ländern auf vier Kontinenten zertifiziert. Seine ersten beiden Bücher *Dein bestes Training* und *Ask the Coach* wurden in kurzer Zeit zu Bestsellern.

Mehr Infos zu YPSI Seminaren, der YPSI Trainer B- und A-Lizenz und den YPSI Supplements unter

www.YPSI.de